老年期の
心身医学

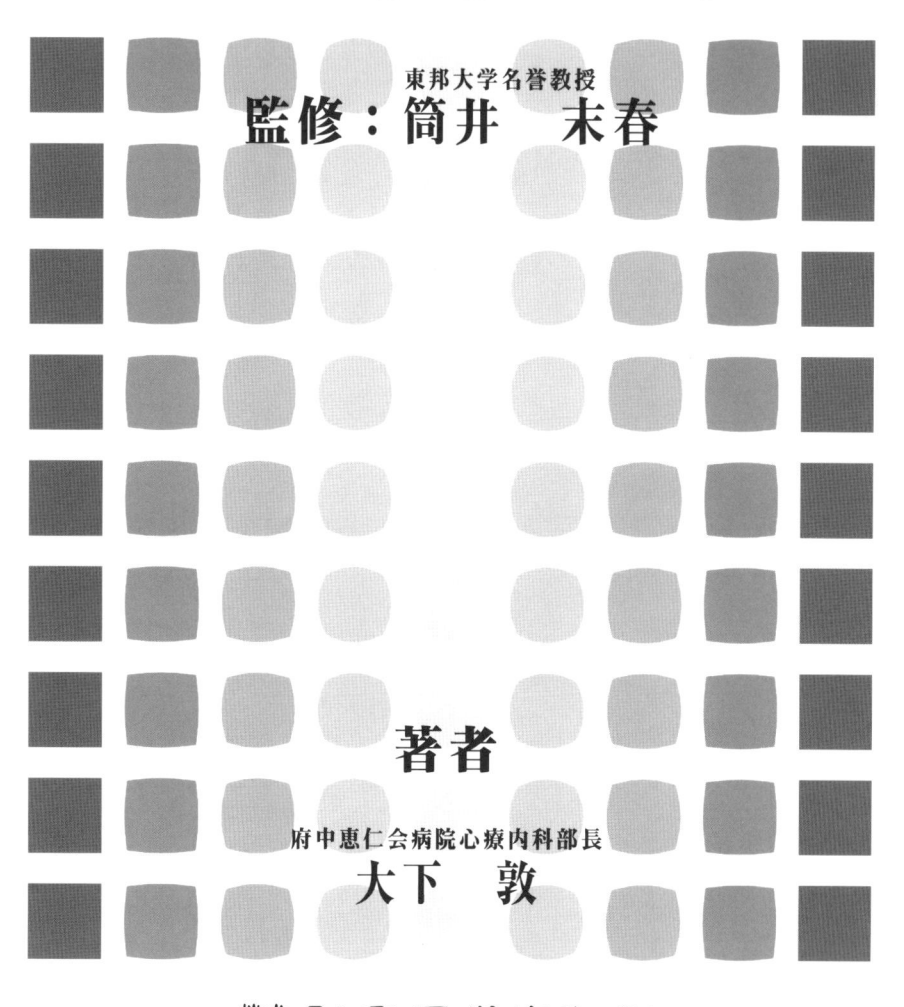

監修：<small>東邦大学名誉教授</small> 筒井　末春

著者

<small>府中恵仁会病院心療内科部長</small>
大下　敦

株式会社 新興医学出版社

目 次

はじめに ……………………………………………………………………1
第Ⅰ章　老年期の医療 …………………………………………………5
第Ⅱ章　老年期の心身不安定について ………………………………7
第Ⅲ章　老化現象と心身症 ……………………………………………8
第Ⅳ章　老年期の身体的特徴 …………………………………………9
第Ⅴ章　老年期の生理機能の変化 ……………………………………10
　　1．末梢神経系 ………………………………………………………10
　　2．自律神経系 ………………………………………………………10
　　3．中枢神経系活動 …………………………………………………12
　　4．精神機能の変化 …………………………………………………14
第Ⅵ章　老年期の精神的ストレス ……………………………………16
第Ⅶ章　老年期に多い身体的愁訴 ……………………………………18
　　1．神経系とみられる愁訴 …………………………………………21
　　2．循環器系，呼吸器系とみられる愁訴 …………………………25
　　3．消化器系と思われる愁訴 ………………………………………33
　　4．泌尿器，婦人科系疾患を疑う愁訴 ……………………………40
　　5．特定の機能系症状とは考えらない愁訴 ………………………42
　　6．睡眠障害 …………………………………………………………45
第Ⅷ章　老年期に多い精神的愁訴 ……………………………………55
　　1．老年期のうつ・不安 ……………………………………………55

目 次

　2．うつ患者の見分け方 …………………………………………57
　3．老年期うつ状態〜うつ病 ……………………………………62
　4．老年期うつ状態の臨床的特徴 ………………………………65
　5．仮面うつ病 ……………………………………………………69
　6．老年期仮面うつ病が疑われる症状 …………………………71

第Ⅸ章　老年期循環器疾患と心身症，うつ状態 ……………79
　1．高血圧症 ………………………………………………………79
　2．虚血性心疾患 …………………………………………………81
　3．老年期の不整脈 ………………………………………………85

第Ⅹ章　老年期消化器疾患と心身医学的対応 ………………89
　1．逆流性食道炎 …………………………………………………89
　2．胃潰瘍・十二指腸潰瘍 ………………………………………92
　3．老年期大腸疾患と心身医学的対応 …………………………99

第Ⅺ章　老年期脳血管障害とうつ状態 ………………………107
　1．脳血管障害後のうつ状態 ……………………………………107
　2．うつ状態と潜在性脳梗塞 ……………………………………111

はじめに

　最近，わが国では高齢化社会が一段と進み，医療機関に受診する老年期患者の数も増え続けている。人は壮年期を過ぎ，老年期に入ると身体的にも精神的にも老化に伴う変化が起きやすくなる。この老化現象は個人差があるものの一般には進行性である。加うるに現代社会はこれら高齢者に対し優しくなく，社会的にも経済的にもストレス過剰である。ほとんどの高齢者がさまざまな喪失体験を有しており，性格的要因と複合して精神的不安定状態をきたしている。その結果として身体的病的状態を増悪させている。高齢者に対する医療，介護では心身医学的な加療が最も望まれて当然のことである。

　21世紀に入り心身医学への期待が高まり，心身医学を実践する関係者も自助努力を続けている。1997年5月に開催された心身医学会総会では，特別企画として"心身医学の役割と今後の展望"が提言された。その中で中川[1]は心身医学の役割が期待される分野の第一に老年期のヘルスケアやターミナル期の患者への心身医学的アプローチを挙げている。そして，これまでのBiomedicalな視点ではなく，今後は心身相関の基礎的研究を踏まえたBiopsychosocialなアプローチが重要となろうと述べ，加えてQOLとBioethicsの問題も課題となるとしている。QOLについては臓器移植や体外受精など生命の畏敬に関する"生命の質"，日常生活が障害されないような医療のあり方"生活の質"，ターミナルケアのあり方に関わる"人生の質"があり，それぞれ客観的評価が必要であるとした。五島[2]もQOLに配慮した医療・福祉の実践が重要とし，高齢者のQOLについては身体的・社会的なアプローチだけでなく，法律・経済・文化・哲学を包含した総合的な生命倫理の探求が必要であるとしている。

　高齢者の心身症については，表1のように筒井ら[3]があげているような特徴がみられるが，このことを念頭において高齢者のQOLの高い生活を実現するには，1）医学的な治療だけでなく，ライフスタイルの改善や地域活動への参加など，心身の活力の維持に努めること。2）経済面では，さらに高齢者を優

表1　高齢者心身症の特徴

1. 慢性の経過をとりやすい
2. 完治せず，機能障害を残すことが多い
3. 2つ以上の疾患が重なり合うことが多い
4. 再発しやすい
5. 合併症を生じやすい
6. 疾病の症状や経過が非定型的であることが多い
7. 治療に対する反応が個別的である
8. 青・壮年期に起因して発症するものが多い
9. 医原性疾患が生じやすい

（筒井末春　東邦大学名誉教授ら　文献3）より引用）

遇するような経済的基盤を獲得する必要がある。3）生き甲斐の面では残存能力を発揮できるような施策が重要。4）さまざまな喪失体験で不安感が慢性化し，些細なストレスで心身症としての身体症状が発現しやすいので，精神的安定のためのサポートが重要視されるとしている。

　老年期にみられる精神的障害としては健忘症と痴呆がまず取上げられるのが一般的であろう。高齢期になると日常の身体的行動はそれほど衰えをみせないのに，精神的な面で衰えが目立ってくる。通常，一番最初に気付くのは健忘である。数時間前のこと，数日間前のことをどうしても思い出せなくなる。このような時点で，家族あるいは周囲の人々は老人性の呆けや痴呆が始まったと受け取めることが多い。健忘と痴呆とは区別されるべきものであることは当然であるが，一般社会では混同されているようである。長谷川[4]は自ら考案した痴呆の診断基準として"長谷川式痴呆診断スケール"（表2）を開発，改良し，診療に応用していることは，既に多くの関係者に知られており，応用もされている。老人性痴呆と非痴呆との鑑別に大いに役立っている。長谷川がさらに強調したのは痴呆を含めた老人患者の介護の充実である。夜間徘徊，夜間せん妄，昼夜逆転などますます痴呆患者に対する介護は重要な役割となることが想像されるが，このような状況に対して行政面での対応がもっともっと進められてゆくべきであろう。このように老人医療なかでも老年期の心身医療に期待が亢まり，さまざまな老年期領域で事業計画の中心的役割として老年期心身医療・介護がクローズアップされてきつつある。

表2　改訂　長谷川式簡易痴呆評価スケール（HDS-R, 1991）

	〈質　　問〉		〈配　点〉		
1	お歳はいくつですか？（2年までの誤差は正解）		0	1	
2	今日は何年の何月何日ですか？何曜日ですか？　　年		0	1	
	月		0	1	
	日		0	1	
	曜日		0	1	
3	私たちがあ今いるところはどこですか？		0	1	2
4	これから言う3つの言葉を言ってみてください。		0	1	
	あとでまた聞きますので覚えておいてください。		0	1	
	桜　　猫　　電車		0	1	
5	100から7を順番に引いてください。　　（100-7）（93）		0	1	
	（93-7）（86）		0	1	
6	私がこれから言う数字を逆から言ってください。		0	1	
	（6-8-2）（286）（3-5-2-9）（9253）		0	1	
7	先ほど覚えてもらった言葉をもう一度言ってみて下さい。	a: 0	1	2	
	（自発的に回答があれば各2点，以下のヒントを与え正解で	b: 0	1	2	
	あれば1点）	c: 0	1	2	
	a.植物　b.動物　c.乗り物				
8	これから5つの品物を見せます。		0	1	2
	それを隠しますので何があったか言ってください。		3	4	5
	時計　鍵　タバコ　ペン　硬貨など				
9	知っている野菜の名前をできるだけ多く言ってください。		0	1	2
			3	4	5
	満点　　　　　　　　　　　　　　　　合計点				
	カットオフポイント：20/21（20点以下は痴呆の疑いあり）			点	

（文献4）より引用）

　このような時代の流れの中で筒井が"心身医学の役割と今後の展望"を特別企画としてプログラムの中心にもってきたのはまことに時宜を得たものとして大いに評価されたと信じている。さらに第19回老年医学会総会シンポジウムで尾前[5]は，老年期の健康問題はターミナルケアを含めて医学上の問題のみな

らず，社会経済による支持システム，家族のケア，老人の生き甲斐など，人間社会のもつあらゆる問題が集約されているといってよく，医療・福祉とQOLもこれに密接に関連していると説いている。生命は身体各部の諸臓器・組織が協調して機能するが，老年者ではとくにこの機能（脳・神経系のはたらき）の重要性が強調されねばならない。人間の生命と生き甲斐は社会的なものでもあるので，家族と社会環境がQOLの保持，向上に重要であるとコメントしている。

このように老年医学と老年期心身医学とはきわめて密接な問題を抱えているといっても過言ではない。心身医学会，老年医学会，プライマリケア学会などの協同的な研究，討論が実現することを願って止まない。

以上のような背景で老年期，高齢期の心身症，うつ状態をこれから解説してゆくことになるが，前段では総論的にさまざまな症状について述べてout-lineを把握してもらえたらと考えている。その後に各論的にいくつかの症状，疾患を取り上げ実際の臨床に役立つように心掛けながら解説していきたいと思っている。筆者は臨床実践者として毎日一般内科の患者を診療すると同時に，心療内科医としての役割を担っており，時間的な制約がきわめてきつい状況なので読者諸氏にとっては不十分な記述になるかもしれないが，あらかじめお断りしておく。

第Ⅰ章　老年期の医療

　まずは老年期の定義である。筆者が過去に参加した向精神薬の治験では60歳以上を老年期としていた。しかし時代を経るにつれて老年期とは65歳以上を指すようになった。

　これには，世界保健機構WHOが65歳以上を老年期と規定したことが基礎にあげられる。日本人の平均寿命は，1990年には男性75.86歳，女性81.81歳となっていたが，1996年の統計によると，男性77.01歳，女性83.59歳になっており，世界の首位になっている。65歳以上の老年人口は，総人口のおよそ12％から1994年には14％，人口動態推計によると2007年には20％，2025年には25.8％にもなるだろうと見られている。総人口の1/5から1/4が老人で占められるようになるわけである。最近，老人，老年期という表現に対し高齢者，高齢期という表現が用いられるようになってきたが，解釈としては老化を主体とした場合には老人，老年期と表現し，年齢を主体にした場合には高齢者，高齢期と表現するのが実態になっている。このことを前提として以後は老人のpsychosomaticな状況を解説することから敢えて"老年期""老人"という表現を多用することになるので了承して頂きたい。当然ながら65歳以前の患者でも老年期のカテゴリーに属し，初老期または老人前期という分類枠で心身医学的ケアの対象になることが有り得る。

　我が国の大学の医学教育の過程で，漸く老年医学が正規の講座として認められ始めていることは大いに歓迎される。だが全国の医学部，医科大学は80大学で，そのうち老年医学の講座ないし診療科を有するところは，1996年次でわずか15大学である[6]。全世界的な高齢化時代の渦中にあって，先進国を自負するわが国としては老年医学の卒前教育が立ち遅れていることは否めない。従来では老化の仕組み，老年者の身体的特性を心身医学のレクチャーとして取

第VI章　老年期の精神的ストレス

　これまでに述べたような老年期にみられる身体的，精神的老化現象に加えて，心理的・社会的なさまざまなストレスが加わった時に，老齢者はそれまでに経験していなかった反応を示すことが多い。意欲を次々と大きくし，これでもか，もっとやってやるぞと仕事に熱中していた時代が過ぎて，定年退職したり，事業の運営・支配権を後継者にゆずり渡した時，その人にとって大きな目標が失われ，今後はどうしたものかと喪失感を持つようになる。定年により仕事の場がなくなれば当然のことながら経済的な面でも，将来の生活に不安を持つようになる。定年後に少しでも収入の道が得られればよいが，大部分の人は収入の道を絶たれることになる。将来の生活に不安を生じるのは当然である。

　このような時期には，それまで密接に支えられてきた交友関係も崩れていく。何時の間にか音信不通となったり，訃報を受け取るようになる。そのことによりますます喪失感が高まり，自分の将来に対し自信～充実感をなくし，うつ状態になってゆく。このような時期に予期せず身体的な不全状態が発現してくる。また，仕事をしている時代には一家の主じとして認められていた立場が，仕事を辞めたのち，次第に評価が低下し，時には家庭の中でさえ発言できなくなってしまうような惨めな状態がいつの間にかできてしまう。家族の絆が弱いと深刻な状況に発展してしまうこともある。このようにみると，老年期のいわゆる喪失体験は，身体の老化に加えてストレス状態が強く作用して，心身症あるいはうつ状態の発現を招くことになる。

　このような老年期の身体，心理・社会的な相関をまとめると図2のようになる[15]。

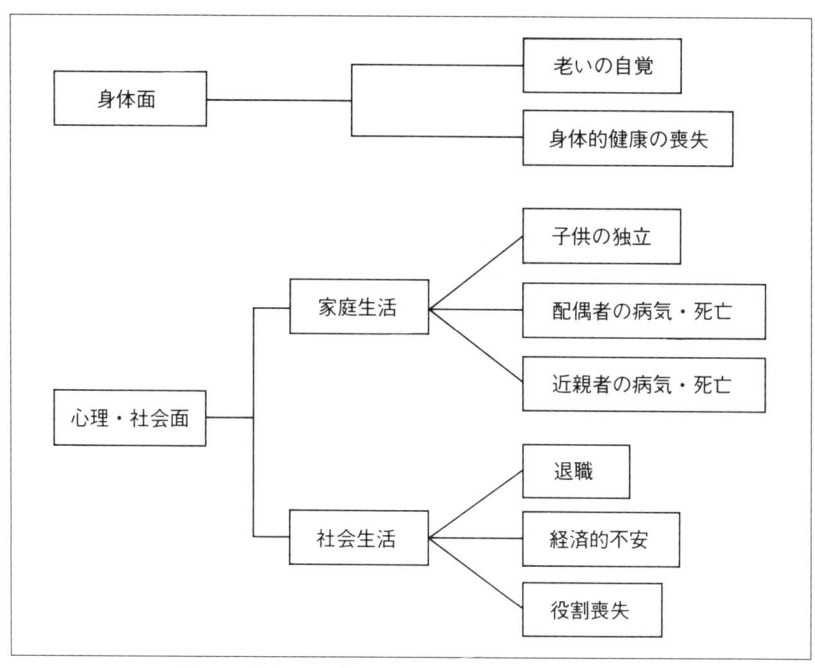

図2 老年期の身体，心理・社会的側面の特徴
筒井末春ら：Geriatric Medicine 36：979〜983, 1998,（文献15)より引用)

第VII章　老年期に多い身体的愁訴

　さて一般的な傾向として"心身症"とは，ストレスに関連した身体疾患のなかで，特に機能的障害が明らかな病態と考えられやすい。

　しかし，実際には機能的障害だけでなく，器質的疾患であっても"心身症"としての病態が認められる。器質的疾患であれば，心身症ではないだろうとするのは誤りで，老年期の疾病では心身症として認識しなければ治療効果のあがらない場合が多く認められる。このことについては，日本心身医学会教育研修委員会が提唱している「心身医学の新しい診療指針」[16]に詳しく述べられている。

　器質的老年期疾患として取り組んでいるケースでも，症状の発症や経過に心理的・社会的ストレスが密接に関わり，症状が修飾されていると考えられた場合には通常の医療だけでなく，心身症，うつ状態として心身両面からの医療，介護が重要になることが強調されてしかるべきである[15,17,18,19,20]。老年期にみられやすい心身症の主なものを示すが，臨床各科にわたっていることが，十分にお判りいただけると思う（表5）。

　一口に老人といっても，まさに健康老人と言っても差し支えない潑剌たる老人もいれば，身体的にはいかにも健康そうに見えるが，精神的老化がみてとれる老人もいる。一方，日常の言動では老いているとは感じられないが，身体的にかなり老化が進んでいると言わざるを得ないようなケースにも遭遇することがある。このような場合には身体的な老化，精神的老化として多くの医療，介護は過剰にならないことが望ましい。このことは放置してよいということではなく，天命を全うして頂くことが望ましいと言う意味である。

表5 老年期に心身症であることの多い各科疾患

神経・骨・筋肉系	パーキンソン症候群，脳血管障害特に多発性脳小梗塞，不働性筋萎縮，緊張型頭痛，自律神経失調症，慢性関節リューマチ，変形性脊椎症，後縦靱帯硬化症，肩関節周囲炎
循環器系	本態性高血圧症，虚血性心疾患（狭心症，心筋梗塞），慢性心不全，不整脈，閉塞性末梢循環障害，慢性腎不全
呼吸器系	閉塞性呼吸器疾患（気管支喘息，慢性気管支炎，肺気腫），肺線維症，気管支拡張症，過換気症候群
消化器系	消化性潰瘍，ストレス潰瘍，胃・食道逆流症，慢性胃炎，慢性胆石胆囊炎，慢性膵炎，慢性肝炎，過敏性腸症候群，潰瘍性大腸炎，脾弯曲症候群
内分泌代謝系	糖尿病，甲状腺機能低下症，高脂質血症，高尿酸血症
眼科・耳鼻科	緑内障，白内障，眼瞼痙攣，メニエール症候群，神経性耳鳴，咽喉頭異常感症
泌尿器科・婦人科	前立腺肥大，過敏性膀胱，老人性腟炎，外陰瘙痒症，老人性尿失禁
皮膚科 その他	老人性瘙痒症，慢性じんま疹，円形脱毛症，苔癬，顎関節症，各種慢性疼痛

筒井末春ら：高齢者の心身症の特徴．(老年医学 36：979～983, 1998 より引用，一部加筆)

(事例1)

　老人は年齢，91歳，若い頃牛車を曳いて畑へ行く途中の踏切で，電車に牛車諸共跳ね飛ばされた。自分は九死に一生を得たが，牛は即死であり，可哀そうなことをしたと口癖のように思い出を語っていた。日課は自作の畑で色々な作物を育てることであり，91歳の今でも朝早くから出かけて農作業をすることである。時には庭の木に登って枝の剪定をしたり，自転車に乗って知り合いの家に行くなど，息子夫婦の心配をよそにかなり奔放に毎日を過ごしていた。老人特有とは言えないまでも，自慢話を繰り返し繰り返し話し，相槌を打つと如何にも嬉しそうに相好をくずしていた。この好々爺には何の悩みもなさそうで，家族も畑で倒れたり，木から落ちたり，自転車で事故を起こさねばよいがと心配はするものの，本人の元気さが故に自由にさせていた。或る日，突然異

変が彼を襲った

　深夜10時頃, それこそ突然シャックリが始まり目が醒めた。老人は落ち着いてトイレへ行き放尿して自室へ戻ったが, シャックリは弱くなるどころか同じ強さで続き, 四肢のふるえ, 頭部のふるえも合併するようになり, さすがの彼もしだいに息苦しくなった。

　そのうちに, このままシャックリが続いたら俺は息が止まって死んでしまうかもしれないと考えるようになった。この不安はみるみる大きくなり, 恐怖に変わり, 息子夫婦を起こし, 手当を頼んだが, 水を飲むくらいでは全く収まらず, 慌てた息子夫婦は救急車の出動を要請, 筆者の勤務する病院に救急入院した。

　早朝, 病棟からの通報で筆者の緊急出勤を救急外来の玄関で待ち構えていた家族の話を聞き, 直ちに病室を訪れたところ, 老人は開口一番「このシャックリのお陰で一晩中眠れないどころか息が止まりそうだ, 先生, 早く何とかして………（絶句）, 何とかしてください, 手足もふるえるし, この通り頭もグラグラしている, 頼み………ます」と手を合わさん許りに苦しんでいた。上下肢の異常な動きは, 医学的な知識のない人が見ると, 如何にも踊っているように見え, その現象が本人の意志には関係なく, 自然に出現しているのだとはとても考えられないようであった。息子夫婦によれば, こんなに慌てたり不安, 恐怖を口にした父親を見たのは初めてだと話した。緊急CT検査の結果は両側のレンズ核梗塞であった。直ちに血栓溶解剤の持続点滴静注を開始し, 彼には脳の一部の血管が塞った結果, シャックリが始まり, 手や足が震えたり, 頭が首振り人形のように震えるのだと説明し, 血栓溶解剤が奏功して血液が流れ始めれば, どうにも止まらないシャックリや震えは段々軽くなるから, 早く楽になるよう神様にお祈りして下さいと, 恐怖感, 不安感の一時的隠蔽を図り, 且つ抗不安薬を頓服させたが, 効果発現までは呼吸抑制が起こらないかがとても気になっていた。幸いにして数時間後, 何回目かの回診の時に「先生, 助かったあ！シャックリも止まったし, ホレ, 手や頭も震えなくなったよ。見てくんろ………」。

　早朝に見た苦しそうな, 絶望的とも言える悲壮な老人の顔は, 満面笑みに溢れていた。発作直後から老人を襲った神経症状と精神的症状は, 電車に跳ね飛

ばされた事件と共に残された彼の一生の中で強く心に焼き付いたであろう。喜び勇んで退院した老人はその後，次第に精神的活発さが弱まり，健忘症が徐々に出現するようになった。また，畑仕事もやってはいるが，俺が死んだら息子達はやって呉れないし，一番大切にしている祭祠用の稲は誰が育ててくれるのかと弱気な発言が目立つようになった。さらにその後は，何十年もかけて遺してきた財産を証券マンに騙し取られたと信じ込み，毎日，怒り，焦燥，抑うつなどの感情異変が見られるようになった。外来受診した時も，折角頭の病気を治してもらったのに今度は俺を騙して財産を盗んだ奴がいる，毎日どうやって取り返してやろうかと悩んでいるというような発言が続いていた。食欲もなくなり，畑にも行かない日があるようになり，自室から出ない日が多くなり，家族も身体のことより，精神的な異常を心配するようになった。その後，金銭的なことは老人の思い違いであったことが判明し，彼もどうしてあんな事を間違えて考えていたのだろうとは言うものの，その後，以前のような若い者には負けないなどという気概がしだいに薄れているように感じられる今日この頃である。

これから主題の老人に多い愁訴についていくつかを取り上げてゆくことにする。

1．神経系とみられる愁訴

1）頭痛・頭重・ふらつき

"頭が痛い"，"頭が重たい"，"お鍋で蓋をされたみたいに頭がボーツとしている"，"頭の血管が破れてしまうのではないかと思うほどガンガンと痛む"などと表現される頭痛が訴えられる。器質的病変により生ずる病変で主訴が起きている可能性が高いので，速やかにCT，MRIなどの画像診断により原因追求を図らなければならない。患者さんの訴えがいかにあいまいであっても，必ず確認しなければならない。もちろん，その他の検査も併行されなければならず，印象のみで安易に"多分大丈夫でしょう"というようなことがあってはならない。脳内出血が認められなくても，硬膜外水腫・血腫が見つかることもあ

る。頭蓋内の血行異常，血管異常によることも往々にしてある。このような場合は造影 MRI や Angiography が診断根拠になる。多くの技法を活用しても頭痛の原因が明確にならないことは臨床的に多く体験される。このような時に重要になるのが，日常生活での精神的ストレス状態であり，問診の中で忘れてはならない事項である。

現在の頭痛や頭重はいつ頃から自覚するようになったか，或る特定のライフイベントを体験してからしだいに強くなってきているのではないかなど丹念に聴取することが，身体的疾病の診断を確実にする道であると同時に，心身症の診断をする上にも必要なことである。現在服用中の薬剤の中に，血管拡張剤あるいは血流増強剤があるかないかの点も問題になる。血管拡張剤や循環増強剤による頭痛や，頭蓋内圧上昇感などを訴える患者に遭遇することが，日常臨床ではしばしば体験される。

また頭重やふらつき，ふわふわ感を訴えることも体験される。このような場合にも，処方頻度が高いと言われる抗不安薬を中心とした向精神薬を前医から処方されていないか，あるいはまた，同系の OTC 薬を巷間の薬店より購入して服用していないかなどの聴取も重要である。特に薬店で購入できる OTC 薬品については，ほとんどの場合，副作用についての説明を受けていない。患者さん達も有効ならそれでよしとする。だが，ここに大きな落し穴が存在する。それら OTC 薬の起こり得る副作用の中に，頭痛，頭重，ふらつきなどの神経系症状が記載されている。このようなことも想定されるので，患者さんの最近の医療に関する情報聴取が重要であることを強調したい。このような場合に，一旦服用中の薬剤を中止したり，薬理学的に有効である他の作用系の薬剤を試用してみると，神経系症状の消褪する場合もある。一種の治療的診断手法であるといってよいであろう。

このように色々と検討しても症状のとれない場合には，精神的なストレスを考えねばならない。この時に役立つのが，前述した発症前後のライフイベントに関連したと見られる患者の心理的社会的ストレス状態である[15]（図 2 参照）。

2）めまい，耳鳴り，浮動感

前項で触れたふらつきとニュアンスを異にしているのは，横臥しているにも

拘わらず，天井や周囲の物体が自分を中心にしてぐるぐる廻ると表現されるめまい，坐ることもできないようなふらつき，頭を右に回したり，左に回したりすると生ずるふらつきである。時には棚の上の物を取ろうとして頸を後屈したり，足元を見ようとして頸を前傾させたりした時に訴えることもある。家の内外を問わず，歩こうとすると身体，なかでも頭がフワフワするように感じたり，足元がフワフワして足が地に着かない感じであると訴えることもある。

　また，ジーンジーンと蝉の鳴くような耳鳴り，キーンキーンと金属を高速で回転させるような耳鳴を訴えてくる患者さんもいる。このような場合には，まず内耳平衡機能障害を考えたり，聴能障害を考えたりするのは当然のことであり，耳鼻科的疾患の有無を検討しなければならない[21]。また，めまいについては眼科的疾病による症状発現も考慮しなければならない。めまい，ふらつきは頸動脈以降の動脈硬化症による脳循環不全である場合が多く認められる。この場合にも前項のように MRI，Angiography などが活用されて当然であるが，頸部の超音波検査も重要な役割を有している。眼科や耳鼻科での診断にも，それぞれの領域での検査がなされるのは当然であろう。このようなめまい，ふわふわ，耳鳴では症状の原因疾患が確定できることが多いが，それでも確定できない場合には，前項で述べたような発現時期，持続状態，心理的・社会的ストレスの有無が病態解明で重要になる。

3）四肢しびれ，多量発汗，のぼせ

　老人では四肢末梢の冷感を伴うしびれを訴えることがしばしば認められる。室温を誰もが暖かく感ずる程度にキープしているにも拘わらず，四肢特に足先が冷たく感じ，保温器具やソックスを追加することなどが現実にみられる。治療者が実際に手を触れると可成り暖かく，これでどうして冷たいと訴えるのか疑問に思うことがしばしばである。保温に努めているにも拘わらず実際に肢尖が冷たいと確認できる場合には，ほぼ末梢動脈閉塞性循環障害と診断できよう。

　ところが本人の訴えが強いにも拘わらず，実際には肢尖が冷たくなく，むしろ暖かい場合には知覚異常と考えなければならない。気温の高い夏を中心とした季節でも，手足が冷たく感じられ，分厚いソックスを履いたり，保温器を用いたりするのは明らかに異常である。このような時，よく見られるのが四肢末

梢の発汗であったり，腋窩からの発汗である。気温，室温が高いのにさらに体温を高くするようなことをするために，四肢末梢は当然のことながら自然発汗し，体動につれて蒸散して局所温を低下させ，冷感を生ずることは誰しも納得できよう。しびれについて考えると，四肢の循環障害と考えられる冷感を伴うしびれは，中枢神経系の障害によることがほとんどと考えられる。また末梢神経の器質的障害によることも有り得る。一口に"しびれ"といっても，知覚鈍麻であったり，知覚脱失であったりさまざまである。ところが，自覚的にはしびれていると訴えるにも拘わらず，実際には知覚は全く正常に保たれている場合少なからず認められる。このような場合にはどうしても精神的感覚障害と考えざるを得ないし，それが合理的な判断であると思う。

　発汗に関しては，日常的に精神的な影響が認められる。精神的な緊張状態になった時発汗が認められるのは，誰しも体験することである。ところが日常生活の中で，特に精神的緊張状態になっていないにも拘わらず，突然，大量に発汗し，身体がふるえてきたり動悸がしてきたりすることがある。このことは気温や体温の急上昇によるものであるとは説明し難い。これと同じように，自分では緊張するような状況とは思えないのに，のぼせてきたり顔面がほてってきたりすることがある。

4）更年期障害という訴え

　老年期の女性がよく口にするのは"この年になっても更年期症状がまだ続いているのです。いい加減になくなって欲しい"という発言である。更年期障害という言葉が壮年期後半から頻繁に使われるようになることはきわめて一般的なことである。世間では更年期イコール閉経と考えられている。そしてこの時期には何ら原因となることが思いつかないのに上半身，特に頸から上がのぼせたり，湯上がりのように汗がひどく出たり，時には四肢がしびれるだけでなく，口の回りがピリピリしたり，ムズムズしたり，眼の焦点が合わないようになったりする。また，突然寒気がしてふるえが止まらなくなったり，冷や汗が大量に発現，衣服を交換しなければならなくなったりすることもある。ところが閉経が相当以前に認められており，老年期に差し掛かっているにも拘わらず，"私は更年期に逆戻りしているみたいに，のぼせたり，汗がだらだら出たり，

のどがヒリヒリするほど乾いたり，まるで他人の手のようにしびれたりするんです。"と訴えてくる女性患者に遭遇することもしばしばある。実際には更年期障害によるものではなく，精神的不安定状態によりもたらされた自律神経性の症状であることを判っていないための発言といえよう。

2．循環器系，呼吸器系とみられる愁訴

1) 動悸・息切れ

　老年期後半になると日常生活がそれまでのようにスムーズにゆかなくなる。布団の上げ降しや，居室の掃除ぐらいでも動悸や息切れを自覚することがしばしば体験されるようになる。一般的にはいわゆる老年前期(60歳前後からおおよそ10年くらい)にはこのような日常生活での自覚症状は少ないと思われる。ところが僅か数枚の布団を片付けただけで息切れがしてきたり，動悸がしてきたりする人がいる。このような自覚症状が続くと，心臓が悪くなったのではないか，あるいは年をとって肺が弱くなったのではないか，放っておいたらどんどん症状が強くなり，心臓や肺が駄目になってしまうのではないかと不安になり，病院でみてもらわなければならないと考えるのは，この時期の人にとっては至極当然のことである。しかし，このような動悸，息切れが徐々に起きるならば判るが，僅か数週間の間に急速に強く起きてきたり，あるいは老年期より10年も20年も前から続いている場合には，自然発生的な老化の症状とは認め難い。いわゆる老年期になる以前からこれといった身体的な病変がないにも拘わらず，動悸や息切れが訴えられる場合には心理的・社会的な背景があることが多い[23]。心理的な場合としては，たとえば家族の中で誰か健康を損ね，病状が深刻で絶えず気を遣っているような状態であったり，子供の進学後の展望，就職，結婚などでいろいろ悩みが続いていたりすると，何時の間にかしだいに不安・焦燥・うつなどの精神症状を生じ，身体的に疲労感や倦怠感が生じ，行動が鈍くなってくる。親がさまざまな身体症状を起こしたり，子の将来のことで悩み続けている間に数年が過ぎ，子が無事卒業，就職すると，それまで悩んでいた動悸，胸痛，息切れ，胸部圧迫感，疲労感，脱力感などは，しだいに

或る日，入浴しようと着物を脱いでいたら，"お母さん，胸の横から背中に小さい水ぶくれが沢山できてるよ""えっ""皮膚まで病気が出てきたのか！"この老婦人は2週間前に変形性腰椎症の治療を終えて退院したばかりだったが，気管支拡張症，陳旧性肺結核の既往症があったので，胸の病気がこの年になっていよいよ悪くなったと思いこんだのである。翌朝，老婦人はきわめて深刻な表情で筆者の外来を受診した。即刻再入院ということになったが，帯状ヘルペスが右の肋間神経領域に発症したため胸痛が発現したことを理解できてからは，不安や恐怖，抑うつは消退し元気に退院していった。男性老人の場合には着衣を脱いで診察することは当たり前の事と思うが，忙しい外来の最中に女性の着衣を脱がせて診察することはなかなか勇気のいることである。ついつい，上胸部だけの聴診に終わり兼ねない。そして，見逃し，誤診。あってはならないことであるが，往々にして起こり得ることである。たとえ女性であっても，着衣を脱いでもらって診察しなければならないことがある。腹部症状を訴えている患者さんでも，診断のためには臥床させ腹部を直視下に丹念に診察することが重要であることを患者に受け入れさせなければならない。このような態度で患者に接することが誤診を防ぎ，患者の信頼を得ることに繋がるのである。胸痛を訴える患者を診察する場合には遠慮してはならない。診察の結果，Herpes zosterと診断できれば患者さんも納得できるだろう。しかしその他の場合には，前にも述べたように胸部CTや血液ガス濃度などを測定して，純粋な胸部疾患の検索を行わねばならないのは言うまでもない。

4）呼吸困難・喘鳴・突発的呼吸促迫

気管支喘息や慢性気管支炎，気管支拡張症や肺気腫を患っている患者さんにとって，呼吸困難や喘鳴，喀痰排出困難はしばしば体験されることであり，しかもその都度，精神的に強い不安や恐怖を惹起することは，日常の診療で頻繁に遭遇し，気配りが要求される場面である。ところがこのような患者さんが，思いもかけず精神的に大きなショックを受けたり，精神的に大きな負担を抱えなければならなくなった時，普段はどうにか耐えてきた喘鳴や呼吸困難が一挙に悪化し，救急治療を受けなければならないことがしばしば認められる。このような場合，SO_2は極度に低下し，酸素吸入はもちろん，挿管による気道の確

保が必要になることもある。患者さんは窒息してしまうのではないかと恐怖に怯え，ますます病状を悪化させてしまう。このような場合，発作をきたした理由が精神的なものである，なしに拘わらず，まずは挿管や気道拡張剤などさまざまな手段により呼吸困難の緩和を図らなければならないと同時に，不安感や恐怖感を和らげねばならない。このような対策をとった後に始めて，発作をきたした状況を問いただすことになる。原因追及が先か，治療が先か，医療者の判断が問われる場面である。慢性呼吸器疾患，特に閉塞性呼吸器疾患の患者さんは精神的負担が常にある。「気軽にあちらこちら行動できたらどんなによいだろう，でも常に発作がおきた時の心構えをしていなければならない。これから先，家族にかける負担を考えると，精神的負担は計りしれないほど大きい。この苦しみは周囲の人には到底判ってもらえない。」このような苦しみが常に存在するとすれば，医療者，介護者にとっては，少しでも苦しみを和らげる心遣いが必要であるのは誰にも理解できるであろう。昔でいう精神緩和剤（トランキライザー）すなわち抗不安薬や抗うつ薬の的確な投与も必要となる。在宅酸素療法は患者さん達にとって，大きな精神的，身体的な支えになっていると言えよう。

　明確な呼吸器疾患とは別に，呼吸困難，呼吸促迫，窒息感を急激に訴える状況が日常的に認められる。いわゆる，過換気症候群である。精神的ストレス状態がしだいに強くなり，深呼吸で気持ちを和らげようとしているうちに，過呼吸状態になってしまう。　すると不安がつのり動悸が激しくなり，本人はもとより家族や周囲の人はその異常状態にあわてて，救急受診ということになる。救急指定病院で勤務経験のある医師やナースは少なからず遭遇していると思う。それほど頻繁に見られる状態である。このような症例はしばしばみられるので，救急医もそれなりに対応出来ている。しかし，一旦発作が終息したあとは，患者さんが何故このような発作をきたしたのか，ほとんどの場合は精神的ストレスを何とか自分で克服しようと努力している中に起きた発作なので，安易にストレスのためだとか，気楽にしなければ再び発作を起こしてしまうよと言ってはならない。心身症の発作状態としては，前述した狭心症や不整脈と同じように，本人にとっては最大の精神的苦痛が身体症状になって現れているのであって，ここから先が心療内科医の活躍が要請される領域である。

上記のような不安,恐怖を伴う疾患群としてもう一つ重要なものがある。それはパニック障害の発作である。しかし筆者の経験では,老人ではまず遭遇しないと思う。

5) 呼吸器疾患を疑わせる胸痛

老年者の中には胸痛を主訴として受診する場合も時折見られる。胸が痛むとまず考えるのが狭心症であろう。特に今までは重労働をした時に体験した胸部筋肉痛以外には胸が痛くなったことはない。さては年をとって狭心症が始まってしまったかと,不安や恐怖をつのらせて受診することが多い。前項で述べたような心臓疾患であることも十分に考えて,対処しなければならないのは当然のことであるが,呼吸器疾患の場合もある。肺気腫,気管支拡張症,気管支喘息などの閉塞性胸部疾患の場合に胸痛を訴えることがある。長年閉塞性胸部疾患を患っていると,何時の間にか抑うつ,不安といった精神的症状が涌いてくる。いかにも山里の霧のように強くなったり,弱くなったりする。不安が強くなり病気に対しての恐怖感が強くなった時に胸痛が出現すると,老年者はいよいよ気管支や肺が駄目になってしまったのではないか,あるいは酸素の吸収が悪くなって狭心症や心筋梗塞が起きてしまったのではないかと,すべて悪い方,悪い方に考えるのは至極当然のことと言える。そして不安感,恐怖感は日を追うごとに増大し,あげくの果てには絶望的に考えるようになり抑うつ状態になる。何故,胸痛が発現した時に早く受診しなかったのかと尋ねると,「怖い病気と診断されると,ますます辛くなり,この先どうして生きてゆこうという恐怖感が出てきた。いっそのこと病院に行かない方が,不安や恐怖が大きくならないのではないかと考えてしまう。」というような答えがかえってくる。老年期患者によくみられるパターンである。

老年期に入ると多かれ少なかれ,肺気腫や気管支拡張症,さらには肺線維症が認められるようになる。検査の結果,これらの疾患が認められたとしても,現在の症状を説明するに十分な所見でなければ,躊躇せずにありのままを説明し,胸部検査の結果では現状の胸痛,呼吸困難などは通常起こらないこと,むしろ精神的苦痛により症状が増強されている可能性を十分に説いてゆくことが肝要である。

若年層ならば納得させるのにさして時間はかからないであろうが，老年期の患者ではかなり時間がかかり，説得できたと思っても，繰り返し苦痛を訴えるであろう。この時，医師がその苦しみを共有するような発言，たとえば，"ヒューヒュー，ゼーゼーしている時にはとても辛いだろうね" "痰が切れない時はどうすれば楽になるのか悲しくなるだろうね" というような言葉をかけてあげると，患者さんは，この先生は私の苦しみを判ろうと努力しているらしいと考える。そうすると，何時の間にか喘鳴や呼吸困難が軽くなることがある。このようなことを筆者はしばしば体験している。

6）慢性咳嗽，緊張性咳嗽

呼吸器症状としてしばしば遭遇するものに，慢性咳嗽，緊張性咳嗽がある。人前に出て話をしょうとすると，突然，咳が出始める。

何とかこの発作的な咳ををおさめようとすればするほどひどくなり，話を続けることができなくなってしまう。本人にとって話を十分にできなかったことは大きなダメージとなる。話をする予定の本人は緊張すればするほど，咳がひどくなる。結果的には，何を伝えようとしたのか，自分でも落胆し，挫折感を積み重ねることになる。咳嗽発作とまではゆかなくとも，会話中に頻繁に咳払いをすることもある。前者の場合には，何故人前で話をしようすると咳に悩まされるのだろう？　呼吸器のどこかに病気ができてしまったのだろうか？　と悩むと共に対社会的な挫折感，無力感を味わうようになる。一方，後者の場合には通常の会話では咳など出ないのに，少し改まった会話をしようとすると，会話の途中でのどがむずむず，いがいがしてきて，思わず咳払いをしてしまうことが続くと，自分にはのど（喉頭）の病気があるのではないか，あるいは気管に異常が起きたのではないかと疑うようになる。このように日常家庭内では普通に会話ができるのに，ひと度，大勢の前で話をしなければならなくなったり，家庭外で身近な人達との前でも自分の意志を正確に伝えなければならないと思うと，会話の途中で思わず咳が出てくることがある。いずれも精神的に緊張状態に陥っていることが十分に考えられる。これがいわゆる緊張性咳嗽である。　注意して患者の話をきいているとしばしば気付く症状である。

7）抑うつ，絶望感を伴った咳き込み，喘鳴，呼吸困難

　再び咳嗽，喘鳴，呼吸困難を愁訴とする病態を取り上げた。サブタイトルに絶望感と抑うつを加えたように，三大症状と共に精神的症状として極立って認められる状態である。第二次大戦後の日本では，国力再建を国是として生産，就中重工業の復活に力が注がれた。その結果，生産工場からの排ガス（窒素酸化物，一酸化炭素）の社会環境での濃度は極めて高いものになった。現代社会では社会悪として論議され，司法の場にも取上げられ，生存権の問題に発展している。しかし我が国の復興期には，環境権の闘争までには至らず，被害者が続出した。工場から大量に排出される酸化窒素に代表される有害ガスは，近隣の住民の健康をじわじわと損ねる原因となった。咳嗽がいつの間にか日常的になり，風向きの悪い時には，多くの住民が喘鳴・喀痰に悩むようになった。このような病状が数年に互り続いた人は，しだいに呼吸困難に悩まされるようになった。地域の医療機関は，このような患者さんで対応に追われるようになったと聞いている。当時はまだ法の整備がなされず，酸素吸入も十分にできなかったと思う。喘鳴や呼吸困難に日夜悩んでいた患者さん達は，その大部分の人が既に老年期に入っていると思われる。ようやく行政面，医療面で環境ガスによる健康障害を受けていた人達に関心が寄せられ，被害救済の道が開かれ始めた。しかし，これらの被害者老人は恐らく，毎日が将来の健康に対する不安の連続であり，うつ状態に悩まされ続けているのではないかと考えられる。一般的な呼吸器疾患を想定しなければならない症状でありながら，生活環境の劣悪が招いた一連の呼吸器症状が，実は国力発展の犠牲により生じたものであり，そのために精神的な苦痛を抱えるようになったことを忘れてはならない。このことは老年期疾患をテーマにした著書にはなかなか記し難い状況である。敢えて本項に取り上げ，関心を高め，少しでも医療が改善され，心身両面で悩み続けている老人達が希望をもてるようになることを念じてやまない。

　いわゆる，川崎喘息，四日市喘息は今も続いており，同じレベルの公害と言ってよいような呼吸器疾患に悩んでいる老年期の患者さんは，統計的な数字以上に多く存在するのではないかと考えられ，高齢化社会を迎えている今，さらに充実した状況把握と施策の実行が急務であると考えている。

3．消化器系と思われる愁訴

1）食欲不振，腹部不快感，悪心，心窩部痛

　老年期に入りしばしば訴えられる消化器系の症状で，最も多いと思われるのが腹部不快感，悪心，心窩部痛，食欲不振である。

　いわゆる，初老期あるいは成人期から胃弱と認識している人は，老年期に入るとますます消化器に関係する症状が強くなり且つ，長引くようになる。食事の前から表現し難い胃部の不快感が絶えずあり，食欲不振も長期化することがまれではない。病院に受診する老人の場合，食欲不振どころか，最近では胃の辺りが異常に感じられ，時にはむかついてくることもあり，なおさら食事をしたくなくなり，思わずごろごろする時間が多くなると訴えるケースが多いように思う。中には親しい人が亡くなったり，それにも増して身内の人が重大な病気で入院したりすると，それらのことをきわめて深刻に受け止めて考え込み，食欲不振，胃部不快，心窩部痛が生じたりすることもある。一方，比較的元気な人が第2の人生をスタートさせようとしてもなかなか気に入った職場，仕事が見つからなかったりすると，将来への失望感，不安感が次第に大きくなり，食欲不振，胃部不快感などが次第に強くなってくることも知られている。このような状況が続くようになると誰しも消化器疾患，それも潰瘍や悪性腫瘍に罹ったのではないかと思うようになっても一向に不思議ではない。恐る恐る受診した診療所や病院で，上部消化管についての造影X線診断では異常が全く見当たらず，さらに上部消化管の内視鏡的観察を受けても重大な変化が認められず，せいぜい萎縮性慢性胃炎であったり，たこいぼ型粘膜病変の軽いものであったり，十二指腸憩室であったりすることが多い。つまり老化の一つの現象としての消化機能不全の愁訴として考えねばならないことが多い。しかし，このような症状がしばらく続いた後にかなり重大と考えなければならない疾患に発展することもある。会社の存亡にかかわるような重大な局面に遭遇した老年期の経営者が受ける精神的苦痛－極度のストレス状態－は，その立場を理解できる人でなければ，とても及びもつかないであろう。このような強烈なストレスが彼を直撃した場合，自律神経支配下の，諸臓器，組織は激しく揺さぶられ，

機能的損傷ばかりでなく，組織そのものの破壊も惹起する。ストレス性上部消化管出血は正しくそれであり，ストレスの除去，減弱が治療の過程で最重要となる[25]。

次に老齢期の消化器心身症のケースを紹介する。

（事例3）
　78歳になる老婦人が経験したストレス性上部消化管出血（多発性）の事例である。
　老婦人はご主人の没後，女手一つで3人の男子を育ててきた。次男は心身障害者として特別な育てられ方を受けてきた。次男も，自分が兄や弟と違う育てられ方を受けたことに気付いており，何かに付けて母親と口論が絶えなかった。この三人兄弟の世話を母親は一手に引き受けてきたが，母親の厳しさもあってか，長男はその中に独立して世帯を持つようになり，三男も母親の「信頼の絆」の重圧に耐え兼ねたように別居してしまった。残された老母と次男は何とか日常生活は送っていたものの，老母は次男の行動について絶えず目を光らせ，自分の規準に次男を嵌め込むように小言を連発していた。そうすることにより自分は息子達の成長に努力してきたのだと自分を慰めている毎日であった。一方で次男はそうした母親の規制，干渉を嫌がり，母親と口論するのが日常的であった。近くに住む三男も母親と次男である兄との言い争いに巻き込まれるのを警戒して，実家に戻ることは少なかったようである。母親にすれば頼れるのはこの三男であったのになかなか実家に寄りつかず，次男は母親の常識から脱線することが多く，老母の気持ちを逆なでしていたと思われる。老母は外来に受診するたびに，「また息子（次男）とやりあってしまった。非難，批判することは息子（次男）にとってさぞかし辛いことだったと後悔し，寝床に入ってから何度も涙を流していた。そう思いながらも息子の行状を見ていると，ついつい声を大きくして息子を詰ってしまうんです。私が大声を出せば，息子もさぞかし辛かろうと思うんですが，何時もあとの祭りなんです。
　先生にはお判り頂けないかも知れませんが，次男のことを考えると気持ちの晴れる日はないんです。息子の将来を考えると不憫でなりません。」そうこう

する中に，しばしば腹部不快感を訴えるようになり，息子との口論とどうも関係しているようだと話すようになった。或る日，予約受診日でないのに老母は深刻な表情で外来に來られた。話を色々した後，「胃の辺りが今までになく痛むんですけど，この2〜3日激しく息子とやりあったからなんでしょうね」と訴えた。早速診察すると心窩部から右季肋下にかけ，かなりな圧痛を認めた。DeféseやIndurationも認められ，老母の深刻な表情も考えると，胃・十二指腸潰瘍が考えられ，緊急内視鏡検査を実施した。予想に違わず出血性の潰瘍と食道びらんであった。毎日毎日の息子とのやりとりによるストレス潰瘍であることを詳しく説明し，直ちに入院して頂き，加療により無事ほぼ治癒し，退院された。

　入院中のことであるが，回診に行くと，「先生がむかつきはないか，胸やけがすることはないか，食後横になるとむかついて苦しくなかったか，大便が黒くなったことはなかったかと質問されたが，思い返してみると大便が黒っぽかったが，焦げた魚の干物を食べたせいだくらいに思っていました。胸やけやむかつきもあったんです。正直にお話しないで済みませんでした。」と。

　長々と事例について述べたが，この老母のように自分の考えている世界と周囲の人達の世界が食い違った時，老人では若い人達には想像もできないようなストレス状態が心身を直撃し，身体的に重大な病変と，不安やうつ状態に陥ることがしばしば認められる。身体病変ではこのような消化器病変ばかりでなく循環器系や神経系病変が惹起されることもあるので十分留意する必要がある。

　2）腹部膨満，移動性腹痛，悪心，嘔吐
　老人になると腸管の蠕動運動が低下したり，消化機能が衰弱したりすることは当然の現象と考えてもよい。腸管内の食物残渣は移動する速度が遅くなり，ガスを発生させたり，時には停滞したりすることがある。これが鼓腸や便秘をきたし，自覚的な腹部膨満の原因となる。運動量の少なくなってきた老人ではごろごろ横臥していたり，長時間ソファーに坐っていたりすると，胃腸での消化機能が低下したり，腸管の蠕動運動もますます低下し，腹部膨満を助長させてしまう。横臥することが多い老人は無意識にではあるが，寝具を平らにして休む人が大半であろう。ここに一つの大きな落とし穴があることに気付いてい

る人は殆どないと言ってよい。食後，身体を平らにして横になると，胃酸を含んだ胃内容物が胃蠕動運動に伴って食道に逆流し易くなる。まして食道裂孔ヘルニアのある老人などでは尚更である。胃液の食道への逆流が繰り返されると，殆どの人がチリチリと感じる胸やけを起こし，放置すれば悪心，嘔吐につながってしまう。この悪心，嘔吐がさらに胃液の逆流を増強させてしまうといった悪循環が生ずる。このような場合に内視鏡検査をすると，食道には必ずといってよいほどびらんが生じている。これが逆流性食道びらんといわれる状態で，多くの場合，胃にもびらん性病変が認められる。胃・食道逆流症ともいわれている。このびらんによる悪心，嘔吐は老人の精神面への影響が大きく，うつ気分，不安感を強め，生活意欲を低下させる結果となる。それと同様に，サブタイトルの腹部膨満による移動性腹痛も老人の健康でありたいという願望を大いに損ねている。腹部膨満をきたすと，腸内ガスや食物残渣の移動に伴い痛みの起こる場所が次々と移動し，また痛みの強さもそれほどでもない程度から，ひどく刺し込むように感じるまでさまざまである。不安や緊張，抑うつ状態にある老人では特に強く訴えるようである。しかし，一方では老人には我慢強い性格の人もいる。この場合には食道，胃のびらんや，腹部膨満，鼓腸からの腹痛であると大げさになるのを嫌って口に出して訴えないケースもある。消化管潰瘍，イレウス，胆のう炎や膵炎による腹痛（図3）であることも有り得るので細心の注意が必要である。

　腹部膨満があるにも拘わらず，習慣的に食事をしてしまう老人をしばしば見受ける。一方，痴呆性老人では介護者が不用意に食事させてしまうことがある。

　これらの場合には老人だけとは限らず，悪心と共に大量に嘔吐することは当然なことであるが，往々にして吐物を気道に誤飲して，誤飲性肺炎（嚥下性肺炎）を発病，重篤に経過することがあるが，老人の場合では致命的な合併症である。

　もう一つ重要な合併症としてイレウスがある。この場合，腹部手術後の癒着性イレウスであったり，脳血管障害からくる麻痺性イレウスであったりすることが十分想定されるであろうが，これらにしても，老人が抑うつ状態になっていたり，痴呆を合併していたり，前にも述べたような性格的なものなどから，周囲の介護する人への訴えがなかったり，病院への受診が遅れたりすると，当

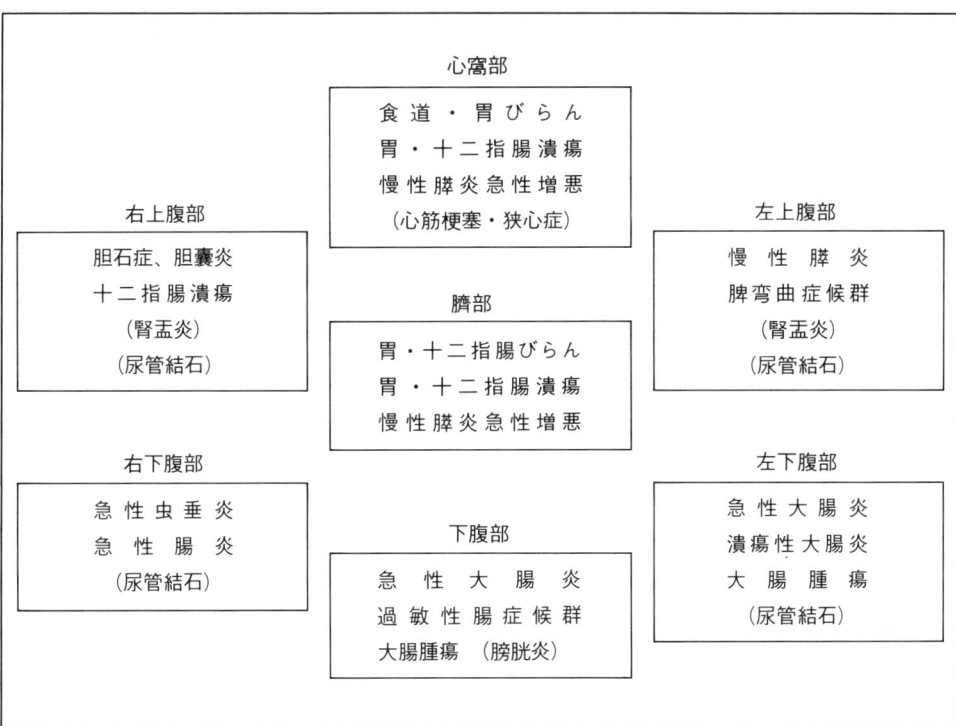

図3　老人の腹痛部位と主な疾患

然のことながら致命的な結果を招きかねない。

3）便秘，下痢

　老人では腸管の蠕動運動低下，腹筋力の減弱，食事内容の不適切や摂取量の減少，そして日常生活での運動不足などから便秘になり，排便に苦痛を訴えることがしばしばである。また，同居家族がいても昼間は老人だけになったり，一人住まいの老人では，トイレに行くのが面倒くさくなったり，家人が在宅している場合でも排便介助をしてもらうことに遠慮勝ちになり，ついつい便秘になってしまうこともある。精神的に抑うつ状態になっている老人は，食欲不振から食事量が極端に少なくなるばかりでなく，摂取水分量も減ってしまってお

り，結果的には便秘を契機とした脱水症になることもある。

　抑うつ状態に伴うことの多い不安，緊張，焦燥が強い老人の場合には，下痢を訴える場合が多い。通常，腸管の蠕動亢進から腸管粘膜からの水分吸収が悪くなると共に，腸内容物が急速に肛側に送られて下痢になるように考えるが，老人の場合には腸管粘膜の萎縮から水分の吸収障害があり，腸内容物が水分過多となり，下痢を生ずるということも考えられる。このような下痢をおこした時，抑うつ状態の老人は大変である。体を動かすのが億劫で横臥しているのに，排便のために頻回にトイレへ行かねばならなくなる。回数を減らすために水分の摂取や食事の回数を安易に減らしていることがよく見受けられる。抑うつと共に焦燥感も強くなり重大な病気に罹ったのではないかと不安を募らせている。

　便秘と下痢，相反する身体症状であるが，その成因〜要因を考えると老人では，病状は相反するが，基本は腸管の老化による消化機能異常と水分の吸収異常が関係している。そこへ老年期患者にとっては有害とも言える心理・社会的なストレス状態が加わり，状況を複雑にすると考えられる。

　腹痛を伴う下痢と便秘の交代する症状を考えた場合，老年期以前にあっては，過敏性腸症候群[26]を当然のように考慮すると思うが，老年期にあっては多い疾患ではない。　それでも心身症としての過敏性腸症候群と診断して，治療をしてゆかねばならない状況もあるだろう。

4) 吐血, 下血 (タール便)

　老年期になると誰しもさまざまな臓器や組織が老化，脆弱化することは，すでに述べてある。

　老人は，とかく時間をもて余してごろごろ横臥することが多く，また何となくけ倦るい，なにをするのも億劫でついつい横になってしまうことが多い。横臥位になった時，胃と食道はほとんど水平レベルになり，胃液が食道に逆流しやすくなる。食道裂孔ヘルニヤがあればなおさらで，ほぼ100％，胃液は食道に逆流する。胃液には胃酸やペプシンなどの酵素が常在しているため，一旦，胃液が食道に逆流すると食道粘膜は，胃液の粘膜攻撃作用に晒される結果，粘膜のびらんを生じ，患者は悪心，胸やけを訴えるようになる。時には嘔吐を合併するようになる。これで逆流性びらん性食道炎が発症する。老人はこの状況

になると，ますます起床を拒否するようになる．むかついたり，吐いたりしている時は，安静にして横になっているのが最善だと考えるからである．そして悪循環を繰り返していると，老人の多くは健康喪失感をもつようになり，次第にうつ感情を大きくしてゆくことになる．同時に胃液は胃体部から噴門部に長時間滞留することになり，胃壁の自己消化をきたすようになる．このことでも老人は悪心，嘔吐，むねやけに悩まされる．このように比較的はっきりした自覚症状がある場合には，逆流性食道炎やびらん性胃炎を疑って早期に対策を講ずることもできる．しかし老人の場合，しばしばこれらの症状が全く発現せず，僅かに食欲不振程度の自覚症状であったり，食事量観察で，ほとんど食べていないことにナースや家人が気付いたりする程度の症状であったりする．そうこうする中に，何の前触れもなく突然に食物残渣を嘔吐したり，あるいは胃液や胆汁を嘔吐することがある．こうした場合，食物残渣や胃液に黒色粘液を混じていることがあるが，正しく，胃や食道のびらんによる出血があると考えねばならない．

　さらに激しい場合だと，それこそコーヒーを濃くしたような色の胃液を吐くことがある．この場合には胃潰瘍あるいは食道潰瘍の可能性がきわめて高くなる．老人は自覚症状がないのに激しい嘔吐を目の当たりにしてうろたえ，重篤な病気つまり悪性腫瘍に思いを至して，不安やうつ状態が一気に強くなる．

　このような状況に陥ると，悪心や嘔吐が続々と繰り返されるようになり，吐血が再発することがしばしば体験される．医療者にとって大事なのは老人患者の不安，恐怖をできるだけ早く取り除き，平静を維持することである．

　上部消化管出血による吐血に引き続き下血（タール便）が認められるのは当然である．しかし，下血が上部消化管出血とは全く独立して認められることもある．下部消化管，特に大腸に潰瘍性病変が発生した時や腫瘍性病変が進行して表面が壊死を来たして出血する場合である．これらの場合には，老人の患者は比較的容易に血便ないし肛門出血として認識して受診する．この場合も老人達は腸管に悪性腫瘍ができた，その場所が崩れて出血しているに違いないと考え，この腫瘍はどれくらい大きくなっているのだろう，腸以外のところへ転移していないのだろうか，果たして手術して完全に治るのだろうかと恐怖と不安に包まれる．また，将来の生活上の不安も急速に大きく膨らんでゆくことを十

分に理解していなければならない。

　同じ下血であっても痔出血は老人達を納得させやすいし，不安が強くなることはまずないと思われる。老年期になる以前から痔があると診断されていることが多い。もし初発であったとしても，肛門鏡による画像フィルムを本人が確認できるので，説明をきちっとすれば老人の不安は霧散するであろう。

　老年期消化器症状と心身症の一断面を紹介した。発症前後のライフイベントに関連したと見られる老人患者の心理的・社会的ストレス状態は，腹部愁訴ばかりでなく，その他の身体的愁訴も惹起するので，絶えず身体全体への配慮が必要である。

4．泌尿器，婦人科系疾患を疑う愁訴

1) 頻尿，尿失禁

　老年期になると誰しも排尿回数が頻繁になり，なかでも男子老人では日中の排尿回数よりも夜間の排尿回数が多くなったりする。いわゆる，夜間頻尿である。その他，膀胱緊満感があるにも拘わらず，いくら下腹部に力を加えても勢いよく排尿できず，チョロチョロと，ながながと排尿したりすることもある。排尿困難，排尿遅延と言われる状態である。

　一方，老年期の排尿障害として重要なのは尿失禁である。膀胱が尿により充満されると，尿意と共に膀胱括約筋の弛緩により排尿が始まるのが通常であるが，老年期になると，身体全体の老化は膀胱括約筋にも及び，ごく僅かな腹圧の増加によって，膀胱内圧の増加がないにも拘わらず，少量の尿が洩れてしまう。尿失禁といわれる状態である。これは膀胱括約筋の緊張力が老化により減退するためであり，男性老人よりも女性老人の方が尿洩れは多く認められる。これは男性尿道よりも，女性尿道が短いことが原因と考えられる。

　これら，頻尿と尿失禁は老人の基礎疾患により十分説明できる場合が多いが，老人の精神的苦痛，ストレスによって惹起されていることも多い[27]。本来，排尿は人の基本的な生理の一つであり，自律神経によりコントロールされている。

　ところが，老年期に入った時期に心理的不安定状態を生じたり，うつ状態に

陥ったりすると，自律神経系は本来の機能を障害され，膀胱内には十分な尿量がないにも拘わらず，膀胱内尿量が充満していると認識され，膀胱括約筋の緊張が弛み，排尿になる。このような老人患者では，十分に排尿したと自覚したにも拘わらず，1〜2分のうちに，またまた尿意を生ずることがある。

患者達の話を聞くと，"全部排尿した筈なのにまた排尿したくなった"という言葉が返ってくる。いわゆる残尿感で，これも老人の頻尿に伴う重要な症状である。ところでこれらの頻尿，残尿感は，それらが始まった時期の心身の安定状態を尋ねると，これまで述べてきた症状発現の状況とほとんど変わらず，老年期に入ったための空しさ，寂しさ，充実感の欠如，などと共に家族の離散，友人の死没など喪失体験を機に生じてくることが多い。

尿失禁も同様に，従来，緊張した（通常の）生活を送っていた時期には体験しなかったが，ひとたび，社会的な喪失体験が生じたり，老人自身の健康が損なわれ，将来への展望に陰りが生じたりすると，不安，抑うつ状態が認められるようになり，このような精神的不安定で活気のない状態になると，何時の間にか膀胱括約筋の緊張を続けられなくなり，軽い膀胱刺激状態にも拘わらず，思わず排尿してしまう尿失禁を惹起してしまうようになる。老年婦人に多く見られるようである。

老年婦人ではしばしば外陰部の清潔保持がおろそかになり，外陰部びらんを起こしていることがある。不用意な抗生物質の使用から真菌症を合併していることもある。腟自浄作用が低下して，老人性腟炎を起こしていることもある。これらのような婦人科疾患では，尿道口が刺激状態になって頻尿や尿失禁を起こすことがあるので注意を要する。

2）排尿困難，尿閉

排尿困難と尿閉は老年期の患者さんを診ていると，しばしば遭遇する訴えである。男性老人の場合に，前項で述べた頻尿と異なった原因で頻尿となり，その後数年を経過して排尿困難になるケースがある。いうまでもなく，前立腺肥大症による愁訴である[28]。

老年期を迎えるまでは，排尿に関する病的症状は全く自覚していなかったのに，停年間近になった頃から排尿に際し，終えるまでの時間が長くかかるよう

になったり，尿線に勢いがみられなくなってくる。やがて膀胱が尿で充満しているも拘わらず，一気に排尿できなくなるどころか，腹圧を加えて始めて排尿ができるという事態に進展する。丁度，老年期に入った頃から多くの男性老人が体験するようになる。この時点で老人達は，断片的に得た知識の中から前立腺肥大症ではないかと思い付き，病院に受診することになる。排尿困難の程度が進んでくると，引き続き夜間頻尿を訴えるようになると共に，中間覚醒，その後の入眠不良を訴える様になる。この時期になると老人は，停年を含めた何らかの喪失体験を引き金にうつ状態に加えて，前立腺肥大症による排尿障害が現実的なものになり，いよいよ老化現象が進行してきたとうつ状態を募らせる結果となる。この時期の排尿障害はまた，胃腸疾患に合併してくることもある。

　胃腸障害に対する治療薬の中には，抗コリン作用を利用したものがある。老年期になって発症してきたうつ状態に対して投与される抗うつ薬も抗コリン作用を有しているものがある。これらの薬物の抗コリン作用により，排尿困難な状態はさらに増悪して，時には尿閉をきたしてしまうことがある。いわゆる善意が仇になるという状態で，この場合には救急的対応が求められる。尿管カテーテルによる導尿と，膀胱留置カテーテルの装着が要求される。このような事態になると老人患者は，精神的に不安やうつ状態がさらに悪化してしまう。時には，常日頃は口にしなかった自律神経系などの身体症状を激しく訴えたり，せん妄に近い状態になったりすることもある。

5．特定の機能系症状とは考えらない愁訴

1）全身倦怠，易疲労

　老人に限ったことではないが，外来で患者さんを診ていると，全身が異様に倦るく，病院にくるのも大変であったと訴える人や，また，ちょっと家事をしただけでも疲れてしまったり，近くの店に買い物に行ってもすぐに疲れ，買物も十分にできずに帰宅して横になってしまうと訴える老婦人がいたりする。問診してみると，食欲も極端に低下しているようではない。最近激しい筋肉労働をしていた様子もない，かぜを引いて発熱しているとは認められない，筋肉痛

や関節痛を訴えることもないし，既往歴を尋ねても現在の症状に結びつくものは見当たらない。さらに問い詰めてゆくと，毎日睡眠が十分にとれているとはいえず，最近は何事に対しても興味が持てず，新聞を読んでも，理解して先に読み進むことができなくなっている。テレビやラジオも内容がつかめていない。自分でもこんなに具合が悪くなったことが不思議であるし，早く以前のように元気になりたいと訴えるのが大部分である。このような老人にほぼ共通しているのは，今まで元気に過ごしていた時期の生活基盤に重大な変化が生じていることである。趣味仲間との話が不能になったり，おしゃべり仲間の隣人が転居して，見ず知らずの人が地域にはいってきたりすると，今までの生活環境に違和感が生じ，その中に訳もなく，疲労や倦怠感が生じてくる。すでに気付かれていると思うが，生活圏での友人の喪失により老人達の精神的活動から活発さが失われ，同時に意欲低下，気力減退などが生じ，そのことが身体症状に結びついたものと考えてよい。

2）肩こり，項部緊迫

老年期の患者さんの訴えの中で，いつの間にか肩が凝ってしまい，頭痛が起きたり，腕がしびれてきたりすると訴えることはしばしば体験される。いわゆる肩凝りは項部から両肩にかけて生じていることが大部分であるが，片側の首筋から肩へかけて張っていると訴える事もある。中には，肩凝りだけではなく，背中，中でも肩岬部がぱんぱんに張っていると訴える老人もいる。自分では運動をして筋肉が緊張しないようにしているのに，何時の間にか凝ってしまっているという老人もいる。

これらの老人に色々話を聞いてみると，ほとんどの方が，何らかの不安や不満を抱えており折角運動をしてもその後じっと考え込む時間が長くなっている。そして気付いた時にはまたまた肩や背中の筋肉が凝ってしまっていると打ち明けている。

肩凝りと同じくらいに多く訴える症状に項部緊迫がある。室の中で古くなった物を片付けていたり，物思いにふけっていたりすると，何時の間にか首すじが張ってきて，首を回すのも辛くなってしまう。これらの肩凝りや首すじの張りは，往々にして後頭部の痛みを伴なっている。しかもこれらの症状は発病後

の経過が長く，かかりつけの医師や，訪問看護のナースから，慢性頭痛あるいは筋緊張性頭痛と言われているケースが多い。しかし，時には気のせいだとか，運動不足が原因だとか言われてることもある。

　老人になると将来のことについての悩み，つまり家族としての営みが崩れたり，経済的な不安に襲われたり，社会的には同じ様な境遇の人達との交流がうまくできなかったり，周囲の人達からは絶えず老人だからと能力を認めてもらえなかったりして，次第に一人でいる時間が多くなる。このような状況が続いていると何時の間にか筋肉の緊張が高まり，肩凝りや首すじの凝りが進んでくると考えてよい。時には頭が締めつけられるようだと訴えることもある。頭頸部外傷や変形性頸椎症，頸椎ヘルニヤのような器質的病変によるものでないと認められる場合には，心理・社会的な原因も考慮する必要がある。

3）背部から腰部への疼痛

　老人に限られた症状ではないが，既往に肺結核や胆石，胆のう炎，胃・十二指腸潰瘍，慢性膵炎，腎結石などがあった場合には，腰背部痛を訴えることがある。脊柱の変形も忘れられない。痛みの原因追及は当然されなければならないが，重要なのは痛みが長期化しているケースが多いことである。痛みのために老人は社会的活動や日常生活が著しく制約されるようになり，精神的苦痛を負うようになる。次第に臥床する傾向が増大すると共に，うつ状態に陥るようになる。臥床が長期化，慢性化すると更に腰背部痛は助長される結果となる。

　肩凝り，項部緊迫，背部痛，緊張性頭痛，腰痛など，慢性に経過する疼痛を総称して慢性疼痛（図4）（表6）[29]とよぶこともあるが，前述したように心理的関連が認められることが多い。

　老年期の腰背部痛の中で忘れてならないのは，悪性腫瘍の脊椎骨転移である。この場合には身体的疼痛による精神的苦痛から，うつ状態を呈するようになる。原疾患による易疲労，倦怠，脱力と疼痛が精神的苦痛，恐怖を惹起し，うつ状態になると考えられる。

　警告うつ病と言われる一連の病態であることもあり，単なる局所性疼痛として対応していると，原発性，転移性の悪性腫瘍や脊髄空洞症などの重大な疾患を看逃すことになりかねないので，慎重に経過を観察しなければならない。

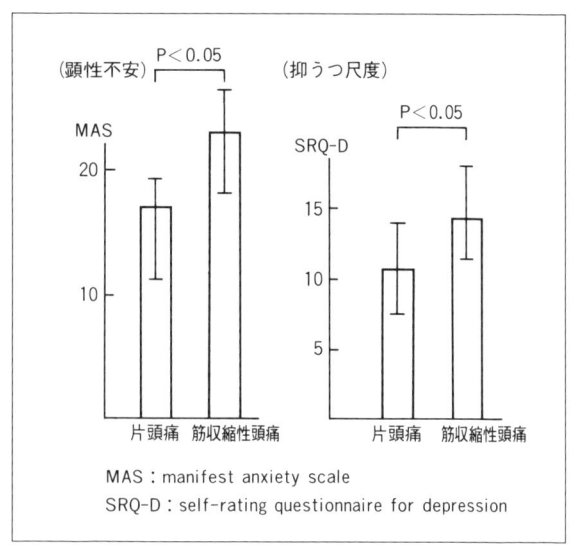

図4 不安と抑うつ傾向からみた片頭痛の比較 (文献29)より引用)

表6 心因性疼痛の特徴

1) 痛みを明解な言葉で表現し得ず，比喩的な，奇妙な，大げさな表現をする．
2) 広汎な部位の痛み．
3) 運動痛や圧痛が明らかでなく，種々の環境条件で痛みが変化する．
4) 鎮痛剤や理学療法に反応しにくい．
5) 痛み以外にも不定の愁訴が多い．
6) 情動と関連して痛みがおこる．
7) 心理テストに異常を示す．
8) X線，血液検査に異常を認めない．

(文献29)より引用)

6. 睡眠障害

人の3大欲求として，よく食欲，睡眠欲，性欲があげられる。老年期になってもこの基本的欲求は，心身共に健康であると自他共に認める老人にあっては損なわれていない。一般的な老人では睡眠に関する限り，約10%から30%に

にも再び同じ話が繰り返された．

　筆者は老婦人の話を遮るように「貴女が夜淋しく，悲しい時間を過ごしていることはお話で判りました．これから先ですが，貴女にどうやって対応したらよいのでしょう．身体的には問題ないと思います．精神的な面では，日中は結構生活を楽しんでいますよね．ただ夜間一人になった時の孤独感，悲哀感は辛いものだと思います．でも，そのことは申し訳ないですが，私は何時までもお話を聞いている訳にはいかないんです．患者さんが大勢待っておられるのがお判りでしょう．」「どうも済みません．今まで，私の愚痴をきいてくれる先生は一人も居ませんでした．同じような態度でぐちゃぐちゃ申し上げて申し訳ありませんでした．」「貴女は最愛のご主人を失われました．とても悲しいことです．でも貴女はその悲しさ，引き続くうつの状態を乗り越え，サークル活動を通して何とか苦しみから抜け出そうと努力されています．とても簡単にできることではありません．世間には貴女と同じようにご主人に先立たれながらも立派に育児を全うされている方も居られるし，ご主人の没後，仕事に熱中されている方も居られます．貴女もやり過ぎるほど活動されているではありませんか．ゆううつな気分や悲しく思う感情を和らげ，不安感や焦燥感を少なくする薬を処方しますから，何時までも悲しいことを思い出すのは止めましょう．楽しい時間を持つよう努力してみませんか？今の貴女には楽しい時間に浸るのが一番です．」「先生は大勢の患者さんのことに責任があるのは判っていたのですが，ついつい身勝手な話をして申し訳ありませんでした．」

　先日，久し振りに受診されたが，近況報告によると老婦人はサークル活動を積極的にこなし，自分より若い人達との会話もできるようになり，結構楽しんでいると話してくれた．

　この事例では，自分が世の中で一番悲しい，惨めな思いをしている．この孤独で，うつに沈んでいる私の気持ちを判ってくれる人は，世の中には居ないだろうという思い込みが強かった．

　その思い込みを崩し，自分の周りにも悲しい体験をしている老人が居るのだということを認めさせたことが，その後の経過に良い影響を与えたケースであることを紹介した．うつ状態の人を立ち直らせるためには，あらゆる話題，特に現実的な話題を提供して，自分だけが一番惨めな状況に居るのだという考え

を和らげ，患者さんの日常生活を少しでもよい方向に誘導するのも大切であると思っている。

　すでに第Ⅳ章，第Ⅴ章で述べたように，人は加齢に伴い身体諸臓器の老化が進み，いわゆる老化現象が認められる。脳についていうと，人としての高度な知的活動に関わる前頭葉，記憶に関わる側頭葉海馬の細胞減数が比較的顕著であるという報告をすでに紹介した。また，老人になり線状体でのドパミン濃度が低下すると，パーキンソン症候群が発病すると共に，情動活動の低下をきたすことも知られている。加齢により神経伝達物質が減少してくると，精神機能が低下するのは当然であろう。一方，老年期になると一般的に動脈硬化症が徐々に進行することは否定できない。脳動脈硬化症と考えられる場合には，脳循環不全として身体症状がさまざまに訴えられると共に，不安や焦燥，うつ状態や心気傾向がみられるようになる。一般科の医療機関に受診する老人はほとんどの場合，身体症状を訴えており，感情の変化を訴えることはまずないといってよい。脳の老化に伴い心理的にも自己調節が弱くなり，自己中心的で心気的な性格が表面に出てくることもある[42]。

2．うつ患者の見分け方

　一般科を受診する老人患者の中から，うつ状態に陥っている人を見分けなければならないが，それにはいくつかのスクリーニングテストが考案，実用化されている[43]。東邦大学心療内科で開発された SRQ-D[44]，Hamilton の Depression rating scale（以下 HAM-D)[45]などは年齢を問わず応用できる。SRQ-D は東邦大学心療内科で考案された自己評価尺度で，仮面うつ病や抑うつ状態のスクリーニングテストとして有用である（表 12）。老年者向けのスクリーニングテストとしては Yasavage's geriatric depression scale (GDS)[46]がある。オリジナルは 30 の質問から構成されているが，そのうちの 15 問をエッセンスとして簡易版が構成され，GDS-15[47]といわれているが，妥当性，信頼性についても一定の評価が得られており日常臨床で用いやすい。

2. うつ患者の見分け方

表 12　SRQ-D

	質問	いいえ	はい ときどき	はい しばしば	はい 常に
1	身体がだるく疲れやすいですか				
2	騒音が気になりますか				
3	最近気が沈んだり気が重くなることがありますか				
4	音楽をきいて楽しいですか				
5	朝のうち特に無気力ですか				
6	議論に熱中できますか				
7	くびすじや肩がこって仕方がないですか				
8	頭痛持ちですか				
9	眠れないで朝早く目ざめることがありますか				
10	事故やけがをしやすいですか				
11	食事がすすまず味がないですか				
12	テレビを見て楽しいですか				
13	息がつまって胸苦しくなることがありますか				
14	のどの奥に物がつかえている感じがしますか				
15	自分の人生がつまらなく感じますか				
16	仕事の能率が上がらず何をするにもおっくうですか				
17	以前にも現在と似た症状がありましたか				
18	本来は仕事熱心で几帳面ですか				

SRQ-D 調査表（東邦大学心療内科）

SRQ-D は仮面うつ病のスクリーニングテストとして考案された 18 項目から成る質問を,「はい」の場合, 3 点評価尺度で自己評価するテストである.

SRQ-D による判定ではスコア 10 以下では問題なく, スコア 11〜15 は borderline, スコア 16 以上の際は仮面うつ病やうつ状態を疑ってよい.

表13　うつ病・うつ状態に関する評価スケール（GDS－15）

1. 毎日の生活に満足していますか	（はい，いいえ）
2. 毎日の活動力や周囲に対する興味が低下したと思いますか	（はい，いいえ）
3. 生活が空虚だと思いますか	（はい，いいえ）
4. 毎日が退屈だと思うことが多いですか	（はい，いいえ）
5. たいていは機嫌よく過ごすことが多いですか	（はい，いいえ）
6. 将来への漠然とした不安にかられることがありますか	（はい，いいえ）
7. 多くの場合は自分が幸福だと思いますか	（はい，いいえ）
8. 自分が無力だなぁと思うことが多いですか	（はい，いいえ）
9. 外出したり何か新しいことをするよりも，家にいたいと思いますか	（はい，いいえ）
10. なによりもまず，物忘れが気になりますか	（はい，いいえ）
11. いま生きていることが素晴らしいと思いますか	（はい，いいえ）
12. 生きていても仕方がないという気持ちになることがありますか	（はい，いいえ）
13. 自分が活気にあふれていると思いますか	（はい，いいえ）
14. 希望がないと思うことがありますか	（はい，いいえ）
15. 回りの人が，あなたより幸せそうにみえますか	（はい，いいえ）

　GDS-15を表13に表示した。15問の質問中，1，5，7，11，13では「はい」に0点，「いいえ」に1点を配し，質問2，3，4，6，8，9，10，12，14，15では「はい」に1点，「いいえ」に0点を配して合計スコアを算出する。算出スコアが5点以上でうつ状態と判定される。SRQ-Dと併用すると，うつ状態の程度も把握できて大変利用価値がある。それに比してHAM-Dは，self-ratingには少々不向きな感じがする。筆者らが参加した抗うつ薬の治験では，HAM-Dは主治医が質問しながら評価せねばならず，その用語も一般のうつ患者，なかでも老年期の患者では余程噛み砕いて説明しないと回答できない。版権所有者，訳者らがもう少し老人に判りやすい用語，言い廻しにしてくれたら，さらに応用範囲が拡がるのに残念と思いつつも使用せざるを得ないでいる。筆者は上記三種類のスクリーニングテストの他にProfile of Mood

表14　うつ病の疑いがもたれる患者に対する10項目の質問（ICPTD作成）

1. 生活から楽しみを得ていますか？
2. 決断するのが困難ですか？
3. まだ興味をひくものがありますか？
4. 最近，ふつうよりもじっと考えこむ傾向がありますか？
5. あなたにとって人生は，目標がなくなってきたと感じますか？
6. 疲れてエネルギーがなくなった感じがしますか？
7. 眠れないことがありますか？
8. どこか痛みがあったり，胸部の圧迫感のようなものはありませんか？
9. 食欲が減退したり，体重が減少しつつありませんか？
10. 性的な面で何か問題はありませんか？

States（以下POMS）[48]を利用することがよくある。これは元々は海外で開発されたものであるが，日本語版が発売されている。現在の感情，情動の状態をうかがうのに便利であると思う。不安・緊張，抑うつ，怒り・焦燥，身体的な活力，活気のなさからくる疲労感，そして集中力の低下からくる精神的混乱を表現できるようである。うつ状態の治療の経過中に，同一患者に繰返し実施することがあるが，改善過程を図示し，患者本人に眼で確かめさせることができるので便利である。しかしこの心理テストも，高齢前期の患者さんには自ら回答してもらえるが，高齢後期の患者さんでは周囲の人の介助がないと，なかなかスムーズには回答できないと思う。

また，一般科を受診する患者さんの中に紛れこんでいるうつ患者を見い出す目安として，国際的なうつ病の予防と治療のための委員会である International Committee for Prevention and Treatment of Depression（ICPTD）が作成した質問表[49]（表14）が，時折誌面に紹介されている。表に見られるように10問から構成されており，これらの質問に対し肯定する項目が多い場合はうつ病の疑いが高いとされている。ポピュラーなものとして Zung, W.W. K.（1965年）により考案された自己評価尺度 Self-rating Depression Scale（SDS）も汎用されている（表15）。

表15 Zungの自己評価式うつ状態評価問診票 (SDS)

あてはまると思われるものに○印をつけて下さい。

	ほとんどそう思わない	まれにしか思わない	時々はそう思う	いつもそう思う
1. 気分は憂うつで，打ちのめされたような思いがする。	1	2	3	4
2. 1日のうちで，朝が一番，気分がよい。	4	3	2	1
3. 泣きたいほど，悲しくなることがある。	1	2	3	4
4. 夜，なかなか，寝つけない。	1	2	3	4
5. 今まで通り，よく食べるし，おいしい。	4	3	2	1
6. 異性に対する関心もなくなっていないし，また夫婦生活もうまくいっている。	4	3	2	1
7. 最近，体重が減ってきたように思う。	1	2	3	4
8. 便秘がちで，困る。	1	2	3	4
9. 胸の動悸が気になる。	1	2	3	4
10. これといった理由もないのに，よく疲れる。	1	2	3	4
11. 気分は，すっきりと爽やかで，いつもの調子と変わりない。	4	3	2	1
12. 1日のうちに，やらねばならぬことは，いつものようにさっさとできる。	4	3	2	1
13. 何となく，落ち着かず，じっとしておれない。	1	2	3	4
14. これから先，どうするかという将来の希望はいろいろと楽しく考えている。	4	3	2	1
15. この頃，特にイライラしやすい。	1	2	3	4
16. 物事を決断するのに，それほど迷わずにできる。	4	3	2	1
17. 自分は家族にとってなくてはならない人間だし，社会にも役立っていると思う。	4	3	2	1
18. 現在の生活には満足しており，まず申し分ない。	4	3	2	1
19. 私は，まわりの人に迷惑をかけている。だから，私さえいなければ，皆が幸福になると思う。	1	2	3	4
20. 仕事も，趣味も，なんでも楽しくやれている。	4	3	2	1

3．老年期うつ状態〜うつ病

前記のいろいろな方法により診断されたうつ状態〜うつ病はその成因を考慮すると三つの要素がある（図8）[49]。遺伝的要因からの内因性うつ，生物学的要因から発症したと考えられる症候性うつ〜器質性うつ，心理・社会的要因が原因となって発症したと考えられる心因性うつ〜反応性うつに分けられる。そのいずれもが精神医学の対象として取り上げられるのは当然であるが，筆者のような心身医学の立場をとるプライマリケア医では後二者，つまり症候性のうつや，心因性のうつが診療の対象になる。

いわゆる初老期をも含めて老年期になると，身体的な老化からくる疾病たとえば脳の動脈硬化が原因と考えられる脳血管障害，冠状動脈の硬化からくる虚血性心疾患，内分泌や代謝の機能低下による糖尿病，低蛋白血症や電解質異常，さらに免疫機能の低下による感染症の増加，そして悪性腫瘍を代表とする身体組織の異常発育などは，それ以前の壮年期，青年期に比べその頻度が高くなる

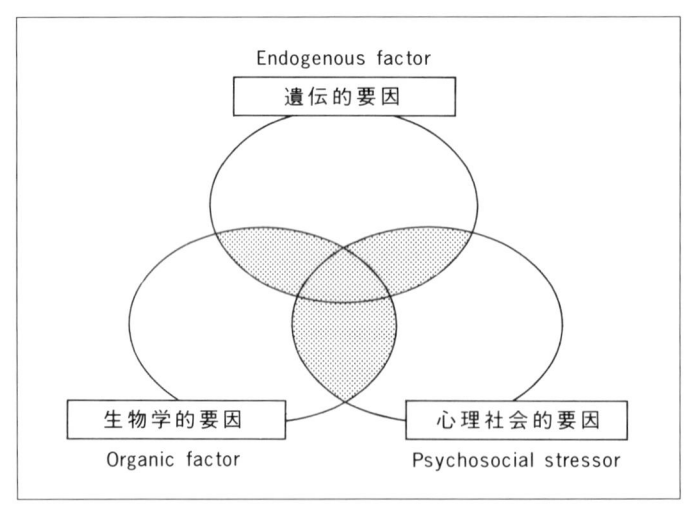

図8　うつ病の原因
※症例ごとに要因の割合は変化する　　（文献49）より引用，改変）

といえよう。これらの身体疾患により惹き起こされたと考えられるうつが症候性うつあるいは器質性うつといわれる。だが一方，これらの身体疾患を知った時の精神的・心理的衝撃がうつ状態を惹き起こしたと考えられる場合には心因性のうつが一番考えやすい。また，器質的病変が見当らず内因性うつ病と考えられているような老人でも，最近では検査機器の発達により器質的病変が指摘されるようになり，内因性うつと断定できなくなる状況も生まれている。大きな話題を提供しているものに vascular depression, silent cerebral infarction (SCI) を伴う depression がある。すなわち潜在性脳梗塞と老年期うつ状態の合併である[50)51)52)53)]。また，癌のような悪性腫瘍でまだ身体症状が出ない間に抑うつ状態をきたすことも知られている。そのようなうつ状態の中には免疫機構の働きにより，腫瘍蛋白の中に中枢神経系のミエリン蛋白と同様の蛋白が含まれていると抗体が産生し，その抗体がセロトニンレセプターと結合すれば，脳内のセロトニン作動性ニューロンの機能が低下してうつ状態をきたすことも考えられるとする記述もみられる[54,55)]。このような悪性腫瘍の発症前にうつ状態を呈するものを「警告うつ病」というカテゴリーとして扱うこともある。これらは内因性うつ病であることが多いが，器質的うつ病や症候性うつ病と考えられる場合もある。

　老年期の患者を診療する場合，身体面の観察は勿論であるが，それに加えて心理・社会的な側面も重要な因子として忘れてはならない。老人のうつ状態ではその誘因としての psychosocial stressor はほとんど"喪失体験"につながるものと考えてよいほどである（図9）。"喪失体験"を大別すると次のようになる。

　　※　老人になれば当然であるが体力の衰えを自覚すると共に，老化による身体的変化たとえば脱毛，白髪，視力低下，難聴などに悩み，知的能力の低下たとえば物忘れ，もの憶えの悪さなどが自覚されるようになる。
　　※　社会的な面でみると，定年退職，社会的に重要な地位からの辞職，後継者への事業の委譲，事業不振による業界からの撤退などが大きな喪失体験になるであろう。
　　※　人間関係では配偶者の死別が最も大きな喪失として体験される。身内

3. 初老期うつ状態〜うつ病

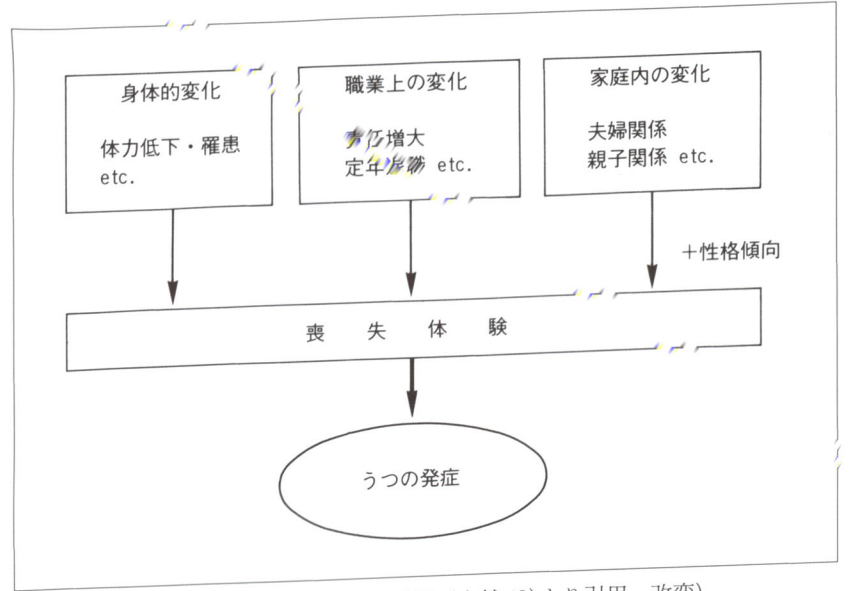

```
┌─────────────────┬─────────────────┬─────────────────┐
│   身体的変化    │   職業上の変化  │   家庭内の変化  │
│                 │                 │                 │
│  体力低下・罹患 │   責任増大      │   夫婦関係      │
│  etc.           │   定年退職 etc. │   親子関係 etc. │
└────────┬────────┴────────┬────────┴────────┬────────┘
                                              ＋性格傾向
         ▼                 ▼                 ▼
      ┌─────────────────────────────────────────┐
      │            喪　失　体　験                │
      └─────────────────────┬───────────────────┘
                            ▼
                       ( うつの発症 )
```

図9　初老期うつ状態の誘因（文献49)より引用，改変）

や近親者あるいは親友との死別，離別なども重要である。老人になってからの転居も苦痛と受け留められ，家庭内でも何時の間にか自分の居場所がなくなっていることに気付く時もある。
※ 自分のもつ知識から判断して，きわめて重大だと考えられる病気に罹った時。老化現象と異なり自分の健康が明らかに害なわれたと認識するが，医師から病気について説明を受けると老人の健康喪失感はますます強いものになる。

　このような喪失を体験すると老人は悲哀と共に将来への不安を募らせ，焦燥感に悩まされることもある。そして自ら孤立化を深め，うつ状態を深刻な状況にしてしまう（図9)[49]。

4．老年期うつ状態の臨床的特徴

老年期に入ると実にさまざまな愁訴を有する身体疾患の患者がいるが，その多くは身体疾患を対象にしている一般科を受診する。この多くの老人の中には，基礎疾患の発病と共にうつ状態がしだいに明らかになってくる場合がある。いわゆる症候性うつ状態である。もちろん，老人患者の中には遺伝的要因によりうつを発病している場合も多く認められる。内因性うつ病と診断されるグループである。また，中には先に述べた喪失体験や孤立化からうつ状態に陥っていることもある。すなわち心理・社会的要因が引き金になって発症する反応性うつ状態の老人患者も認められる。

ここでうつ状態が疑われる自覚症状を表示すると，表16から表20のごとくなるが，症候性うつ状態を呈する老人は，他の年齢の患者と比べ比較的多く

表16　うつ状態が疑われる自覚症状（1）

全身症状
睡眠障害：入眠延長，浅眠，悪夢〜多夢，中間覚醒，早朝覚醒
全身倦怠感，疲労感：身体活動困難，休息無効
食欲不振：食欲低下，美味感欠如，食事量減少，体重減少
性障害：性欲低下，インポテンツ，性的関心の低下

表17　うつ状態が疑われる自覚症状（2）

消化器系症状
口やのどが渇いてつらい，舌の異常感覚，味覚異常〜低下，咽喉頭異常感，異物付着感，食道狭窄感，嚥下困難，悪心・嘔吐，胸やけ，げっぷ，心窩部重圧感，膨満感，停滞感，鼓腸，腹鳴，腹痛，便秘〜下痢の交代

表18 うつ状態が疑われる自覚症状（3）

神経・骨・筋肉系症状

頭重感，頭痛（頭頂部～後頭部），項肩部緊迫痛，背部痛，胸痛，腰痛（起坐困難），関節痛，四肢知覚異常～脱力感，めまい，ふらつき，浮揚感，耳鳴，頭鳴，難聴，眼精疲労，視力低下，眼瞼瘙痒，顔面・頭部の熱感，異常発汗，悪感，尿意頻回，残尿感，下腹部違和感，手指振戦，身震い，部分的瘙痒

表19 うつ状態が疑われる自覚症状（4）

循環器・呼吸器系症状

動悸，頻脈，徐脈，脈拍欠落，立ちくらみ，胸内苦悶，胸部圧迫感，狭心症様胸痛，息切れ，呼吸苦，喘鳴，窒息感，溜め息，努力呼吸，過呼吸，緊張性咳嗽，突発的咳嗽発作

表20 うつ状態が疑われる自覚症状（5）

精神症状

情緒障害（抑うつ気分）
気分の低下，無気力，ゆううつ，悲哀感
思考障害（思考制止，行動抑制）
億劫，興味喪失，意欲低下，判断力低下，集中力欠如，作業能力低下，対人関係回避，心気傾向，
不安，緊張，焦燥，そわそわ，いらいら，不機嫌，びくびく，悲観的，絶望感，自責的，罪悪感，希死念慮

なっているのが特徴であると言えよう。

以前，筆者が東京南部地域の心身症研究会で講演[56]した時聴講された先生方は内科だけでなく，整形外科や耳鼻科など臨床各科にわたる先生方がこられていた。反響として如何に多くの基礎疾患がうつ状態を呈するようになるのか，認識を改めなければ多くのうつ状態を見逃してしまうかも知れないというものであった。正しくその通りであると思う。老年期の患者が年々増加している現在，内科を含め，その他の一般診療科においても，老人のうつ状態を見逃すことのないように，これは怪しいぞと感じたら前述したいくつかのスクリーニン

表21 うつ状態をきたしやすい疾患

脳血管障害：脳内出血，脳梗塞，脳萎縮
循環器障害：動脈硬化症，高血圧症，不整脈，慢性心不全，虚血性心疾患
呼吸器障害：気管支喘息，気管支拡張症，肺気腫，慢性気道感染症
消化器障害：慢性胃炎，消化性潰瘍，慢性膵炎，過敏性腸症候群，腹部術後症候群
内分泌障害：糖尿病，甲状腺機能低下症
その他：慢性腎機能障害，前立腺肥大，慢性関節リューマチ，変形性脊椎症，変形性関節症，顎関節症

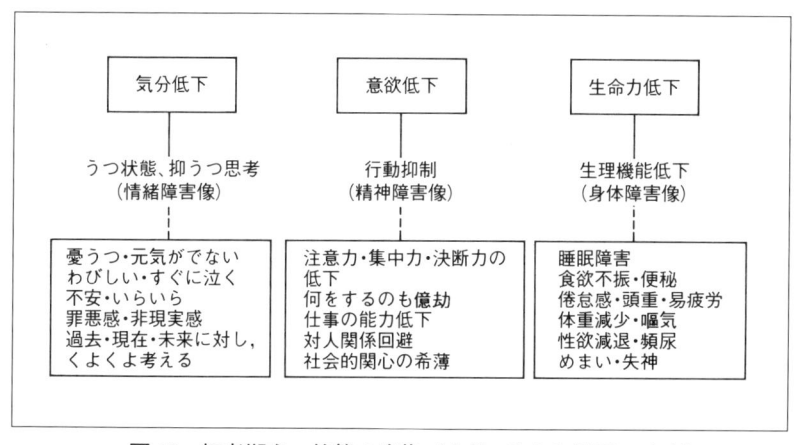

```
        気分低下              意欲低下              生命力低下

    うつ状態、抑うつ思考        行動抑制             生理機能低下
      (情緒障害像)           (精神障害像)           (身体障害像)

    ┌──────────────┐    ┌──────────────┐    ┌──────────────┐
    │憂うつ・元気がでない│    │注意力・集中力・決断の│    │睡眠障害      │
    │わびしい・すぐに泣く│    │低下          │    │食欲不振・便秘   │
    │不安・いらいら   │    │何をするのも億劫  │    │倦怠感・頭重・易疲労│
    │罪悪感・非現実感  │    │仕事の能力低下   │    │体重減少・嘔気   │
    │過去・現在・未来に対し，│ │対人関係回避    │    │性欲減退・頻尿   │
    │くよくよ考える   │    │社会的関心の希薄  │    │めまい・失神    │
    └──────────────┘    └──────────────┘    └──────────────┘
```

図10　初老期うつ状態の病像（文献49）より引用，改変）

グテストを用いながら診断を進めることが肝要である。

　うつの症状は厳密に分類するととても一般診療科医にはなじめない。一般診療科医であるわれわれには次の程度でも十分に日常的にうつ患者に対応できると思う。

　うつの場合に見られるいろいろな症状は，大別すると図10のようになる[49]。一般科医が誰でも理解できるものである。この図による分類と前に述べたうつのスクリーニングテストを利用して，老人のうつ状態を見落とさないようにすることが望まれる。

4. 老年期うつ状態の臨床的特徴

ここで老人のうつ状態の臨床的特徴について述べてみよう。

（1）老人のうつ病・うつ状態では，抑制症状よりも情緒障害としての不安感，いらいら，焦燥感が目立つことが知られている。また，日常生活でも認められる落ち着きのなさ，些細なことですぐに涙を流したり，グループ活動に加わることをせず，悲しい顔をしてぽんやり見ているが，指先はモゾモゾさせていたりと不安を主とした精神不穏がおもて立ってみられやすい。

（2）抑制症状は老年期以前の患者に比較して軽いことが多い。家事も何とかこなし，老人会のゲートボールも誘われれば出掛けて行き参加したりもする。その他の老人会の集会にも気乗りしないままに参加したりもする。"事例3"がそうで，抑うつ感や悲哀感，将来を展望した時の不安感などがあるにも拘らず，家に閉じこもることをせずいろいろな集いに参加していて，如何にも多趣味な付き合いのよい老婦人として他の老人の目に写る。

（3）身体的な愁訴が多く見られるのも特徴である。本来は内因性うつ病，ときに症候性うつ病や反応性うつ病であったりするが，抑うつ的気分や意欲低下が目立たず，身体症状を繰返し訴える。身体的愁訴 somatization があまりにも多く，且つ，心気的，強迫的に訴えられるので，不定愁訴症候群あるいは自律神経失調症と診断されているケースも可成り多いと思う。よくみられる身体症状を挙げてみると（表16～表20を参照），全身倦怠感・疲労感，食欲不振，睡眠障害，口渇，味覚障害，咽喉頭・食道異常感，悪心，頭痛・頭重，頸部痛，四肢しびれ，腰背部痛，耳鳴，多量発汗，めまい・ふらつき，動悸，息切れ，胸部圧迫感，心窩部違和感，夜間頻尿など数え切れないほどである。身体症状が前面に出てきて，うつの症状が隠れている状況を"仮面うつ病" masked depression という。

（4）神経症的傾向が強く，不安神経症，心気神経症，強迫神経症と間違えられやすい。不安や焦燥が強いこと，思い込み，こだわりの強いこと，執着性格，強迫性格の人が多いことから神経症だろうと診断されるのではないかと考える。

（5）経過の遷延も一般的である。治療により軽快し始めたと老人と共に喜んでいると，突然旧態に逆戻りしてしまい，老人達にどうしてこんなにうつ状態が逆戻りしてしまったのか繰り返し尋ねても，本人も判らず，家族も原因に

思い当ることが見当らないという。そうこうする中に次第にうつ状態が緩和してきた時に，何故あんなに憂うつになったのか尋ねると，毎日快便であったのが便秘してしまったらお腹が苦しくてやり切れない思いをしたとか，友人が集会にこなくなってしまったので何か重大な病気に罹ったのではないかと考えたら，自分もそうなるんではないかと憂うつになってしまったと滑らかな答が返ってくることもあった。このように一進一退を繰返しながら経過してゆくことが多い。

（6）特に老人のうつ状態に限ったことではないが，今まで述べてきた精神症状や多くの身体症状は一般的には朝から昼にかけて悪く，夕方から夜にかけてよくなるといった日内変動がよく見られる。うつの診断根拠の一つとして重要な点に挙げられる。しかし，老年患者の中には1日1日交代するように症状出現の変動のみられる場合もある。このような場合，老人の中には周囲の人々の関心を自分に集めておくために症状を次々に変化させるということもあり（疾病利得），また，自分は病人だから周囲の人達の希望，要望，勧奨には応じられないのだというジェスチャー（疾病逃避）であることもある。十分に状況を判断し，対応に誤認のないようにしなければならない。

5．仮面うつ病

老人のうつ状態の特徴の一つとして，さまざまな身体症状が患者愁訴として出てきて，何気なくというよりはこれらの身体症状に注意が向いていると，誰しも目の前に座っている老人は身体疾患の治療を求めているのだと考える。そこで担当医は当然のように老人の愁訴に見合う器質的疾患に取り組み，患者を治療レベルに組み込もうと努力する。ところが一向に器質的病変が見付からず，診断の確定ができないことがしばしば体験されよう。この時，身体的愁訴が始まった頃の状況たとえば仕事上のストレスがなかったか，対人関係の不調がなかったか，あるいは家族構成の中で気掛かりになるようなことはなかったかなどを聴取したり，愁訴の日内変動があったかどうか，情緒的に不安定であったことはないか，あるいは老人の病前性格はどうだったのかなどを聴取するとさ

まざまな参考になる情報や背景因子が得られることがある。これらを注意深く分析評価すると，精神的愁訴としてうつ状態が存在していると認められ，老人の身体的愁訴はうつ状態の結果生じていたものだと理解できる。すなわち「うつ等価症」[57]であり，Kralの提唱した「仮面うつ病」[58]と同意語とみてよく，うつ病が身体的機能不全の訴えによって表現されたものである。

仮面うつ病あるいはうつ等価症で最も頻繁にみられるのは全身各所の疼痛と知覚異常，特定の状況・場所に対する強度の不安・恐怖，めまい，動悸，悪心，発汗などパニック状態を思わせる症状，精神的不安定状況の程度によりさまざまな自律神経症状が動揺することなどが挙げられよう。このようなさまざまな身体症状は，老人患者のうつ状態を理解して欲しいという要求がこめられており，一方ではうつ状態を隠すために無意識的に表現される症状であるとも考えられる。老年期の仮面うつ病で最も一般的な症状としては食欲不振，睡眠障害，全身倦怠・易疲労，性障害が従来取上げられている。しかし筆者自身の経験からみると，最後にあげた性障害はなかなか捉えにくい症状である。欧米での「性」に対する開放的な感覚と，我が国における儒教的な「性」に対する感覚，感情の違いによるものかもしれない。壮年後期の性障害が高齢期にも続いているとの誤解があるのかもしれない。筆者は性障害を訴える老人患者はきわめて少ないと認識している。

さて仮面うつ病は本来，内因性うつ病に属するものと理解されているが，そのほかにも身体因性の症候性うつ病であったり，心因性の反応性うつ病，あるいは神経性うつ病であると考えられることもある。いずれにしても表現される身体症状は，全身倦怠，食欲不振，睡眠障害，頭重など身体に関する自覚症状が主体となっており，抑うつ的気分や意欲の低下などの精神的症状がはっきりしない場合が多い。すなわち「身体症状が精神症状をマスクしているうつ病」である。

では上述した「うつ等価症」が老人で何故に多くみられるのだろうか？　老人では身体の健康状態についての関心が高いのは誰しも否定できない。不健康についての不安，恐怖，そして絶望感が強くなってきた時，老人はそれらに対する対処を無意識の中に身体化-somatizationに振り換えていると考えてもよいだろう。さらにこれらの老人では多くの場合，身体症状について心気的に

なっていることが多く認められることは，老人医療を実践している医療人は少なからず体験していると考えられる。多くの老人患者は情緒的苦痛を表現するよりも，身体的苦痛を表現することで自らの苦痛をmaskしているといってよいだろう。

6．老年期仮面うつ病が疑われる症状

　仮面うつ病は，本来内因性うつ病の一つの型として理解されていることはすでに述べたが，そのほかに身体因性の症候性うつであったり，心因性の反応性うつであったり，患者性格が重い比率を占める神経症性うつであったりすることもある。いずれにしても，全身倦怠，食欲不振，不眠，頭重などの身体についての自覚症状が主体となっており，抑うつ気分や意欲の低下，興味の喪失などの精神的症状がはっきりしないという場合に仮面うつ病が成立する。

　では実際にsomatizationとしての身体症状には如何なるものがあり，maskされている精神症状はどのような状態であるのか取り上げてみることにする[59]。

1）全身性症状

　全身性症状としては，全身倦怠感，疲労感，食欲不振，睡眠障害は必ずあるといってよいだろう。身体全体がなんとなくだるく，何もしないのに疲れた状態が続いている。いくら休んでもだるさや疲れがとれないと訴える。食べたいという気持ちがおこらず，無理に食べると反って気分が悪くなり，吐いたりすることもある。この状態が長く続くと当然のことながら体重が減少し，やせが目立つようになる。睡眠については，眠気を催さずなかなか眠れなかったり，たとえ眠ったとしても，うとうとした感じですぐ目が醒めてしまい，そのあとなかなか眠れないでいる。なかには朝早く目が醒めてしまい，夜が明けるのを悶々として待つというようなこともある。一方では目が醒めたにも拘らず，なかなか寝床から出られないで困ることもある。

86　3．老年期の不整脈

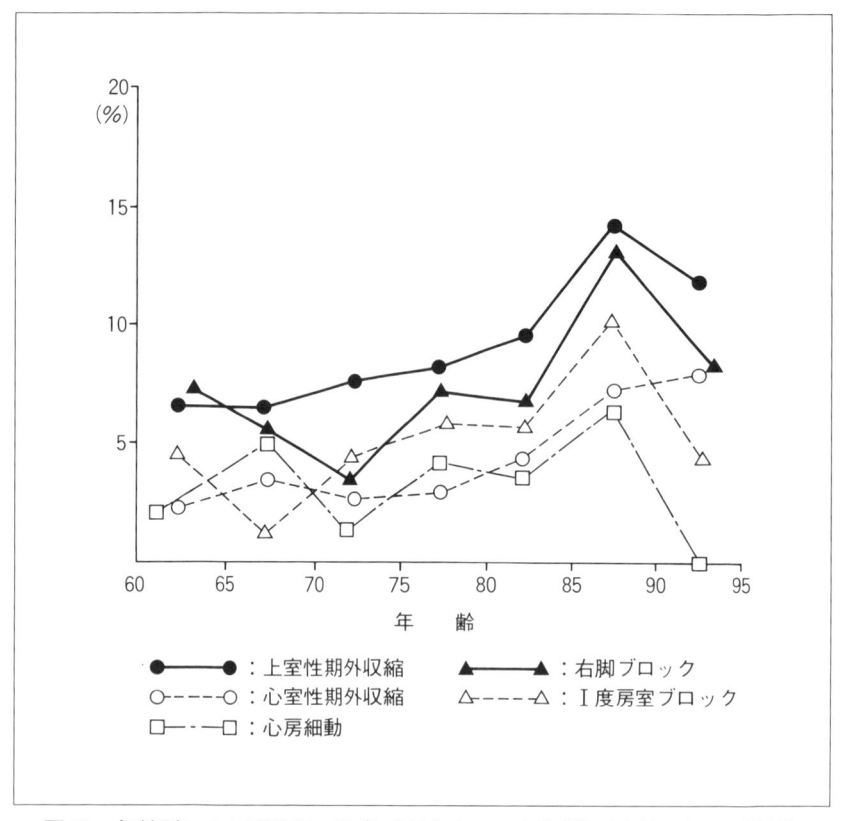

図15　年齢別にみた不整脈の頻度（老人ホーム在住者）（文献75)より引用）

　老年期が進むにつれ交感神経系の活動は次第に減弱し，動脈の弾力性も低下してくることから血行動態もそれ以前，つまり壮年期までの血行状態に比し衰えをみせるようになる。このように血行動態が衰弱しているところへ不整脈が発生すれば，血行動態はさらに悪化し，脳循環も障害されて脳虚血状態になる。その結果激しい時には失神を頂点とする意識障害をきたすようになる。意識障害をきたさないまでも，めまい・ふらつき・立ちくらみ，四肢のしびれを主とする知覚障害，四肢末梢の運動不全，会話の緩慢化なども発現するようになる。精神活動面でも活溌さがなくなりうつ状態になったり，予期不安や恐怖心が起こるようになることもある。

最近，東京都内の循環器専門の勤務医を対象にした不整脈に関するアンケート調査が実施された[77]。それによると，年々不整脈患者は増えていると専門医は認識しており，その原因として社会環境の変化をあげた回答は26%，仕事面でのトラブルやストレスが原因と思われるとの回答は24%となっており，心理・社会的な要因による不整脈患者は合わせて50%になっていた。循環器疾患の増加率29%を大幅に上回っていたことは特筆すべきことである。同じアンケートの中で心房細動例の増加を指摘した回答は53%にも達していた。年齢層については若年期の11%に対し，老年者層で不整脈が増加していると回答した専門医は51%にもなったと報告されている。
　斯様に老年期の不整脈は心理・社会的な要因すなわちストレスにより誘発されることが多いと認識されるようになった。日常生活の中でうつ状態であったり，不安・恐怖と認められる状態が続いている時，不整脈を訴える老人が多く認められる。ストレスと不整脈との関係についての実験によると，ストレス状態では血圧特に拡張期血圧の上昇と頻脈をきたし，同時に心室性不整脈の数は，拡張期血圧の上昇と頻脈に有意に相関すると述べられている[78]。
　心疾患を伴わない不整脈の発現には，不眠や不安などのストレス状態が関係し，ストレス状態は頻脈や心房粗細動の原因となる。怒り，恐怖，不安，焦燥などの精神的・感情的因子は中枢神経系や交感神経の活性を高め，頻脈，高血圧，心筋障害や心臓内の電気的不安定状態をもたらすと考えられている[79]。以上のように老年期になると頻脈性，徐脈性を含め各種の不整脈が出現し易くなる。特に多く認められるのは上室性の頻脈性不整脈で，中でも心房期外収縮，心房細動が多く認められる。徐脈性不整脈では右脚ブロックや左脚ブロックなど，ヒス束から両脚の分岐部にかけての伝導障害によるものが老年期には次第に増加する。さらに洞不全症候群や房室ブロックなどの頻度も増加するようになる[80]。そこで注意をしなければならないのは，老人が不整脈をどのように受け止めているかである。本人は不整脈を全く自覚していないのに，健診などの機会に不整脈を指摘されるような無症状性不整脈の場合と，動悸がする，脈が乱れている，脈の数を測れない，脈の数が妙に少なく時々ボーっとするなど多彩な症状を訴える場合とである。前者の場合には検査結果を説明しても全く意に介さないように見える老人も居れば，脈の乱れているのは老化が進み，いよ

いよ余命が少なくなったかと受け止め，精神的にやや動揺する老人も居る。多彩な自覚症状を訴える不整脈を有する老人達は一般的にみて精神的不安を抱えるのは日常的であるが，中には必要以上に不安・恐怖のため救急受診する老人も見受けられる。無症状の不整脈老人でも直ちに治療を始めなければならない場合があり，このような時には多かれ少なかれ，精神的ダメージがあるものと考えなくてはならない。一方，症状をいろいろ訴えている場合でも，すぐに治療をしなくともよいと判断されることがしばしばある。しかしこのような時には，老人はこんなに症状があるのに何故治療を始めてくれないのか，ひどくなったらどうするんだと心理的不安状態が増強され，このことがさらに不整脈を本格的に増悪させる可能性も否定できない。老人の不整脈患者を診た時は慎重な対応，心身医学的サポートが重要となることを強調したい。

　老年期には身体的老化に加えて，心理・社会的な要素を誘因としてさまざまな病態～疾病が生じてくる。その中でも循環器疾患として一般に認識されている高血圧症，狭心症や心筋梗塞などの虚血性心疾患，そして不整脈について，老年期以前とは異なる対応が必要なこと，特に心理・社会的な要因の有無により格段の配慮が必要なことを手短かではあるが述べてみた。筆者が強調したいのは，老化に伴う循環器疾患の中には心身症あるいはうつ状態を基礎に発病し，なおかつその後の経過に心理・社会的な不快因子が関与して増悪し，時には致命的な結末を生じ兼ねないことであり，本項を日常の診療に少しでも役立てて欲しいと念願している。

第Ⅹ章　老年期消化器疾患と心身医学的対応

　老年期に少なからず認められている消化器疾患の中で，心身医学的な配慮が必要と思われる疾患がいくつか知られている。老年期に多く認められる消化器症状には，上部消化管病変によると考えられる場合と，下部消化管病変によると考えられるものがある。すでに第Ⅵ章で老年期に多い身体症状として，消化器症状のいくつかを取り上げてみた。当然それらからは具体的な疾患を特定することは困難である。そこで本項では老年期にそのような消化器症状を訴える疾患で，且つ心身医学的にも慎重に判断し，対処しなければならない疾病をいくつか取上げることにする。

1．逆流性食道炎

　老年期になると身体各部の臓器や組織は老化に伴う変化，つまり組織の脆弱化や機能の減退が生ずることは衆知のことであり，消化器系もその例外にはならない。

　老年期になると胃・小腸・大腸の粘膜はしだいに萎縮が進むと共に，蠕動が少なくなってくる。胃底腺領域はしだいに幽門側より噴門側に移動し，胃酸の分泌機能も低下してきて，老人での低胃酸症の一因となると考えられている。そこで老人は満腹感が老年期以前の人より早く発現しやすくなる。この時，老人の周囲にいる家族を含めた介護者から「もっとしっかり食べなさい，病気の快復がおくれますよ」と摂食を強制されることが多い。食事を楽しみながら全量を食べるならともかく，強制されて食事をした場合には，老人ならずとも食後に不快感や悪心を生ずるのは当然である。たとえ全量を摂らなくても，楽し

く食事をすることが老人患者のその後の経過に大きく影響することを常に念頭におかねばならない。

　老人の上部消化管病変について考える上で見逃してならないのは老人達の姿勢である。老人達は脊椎病変の有無に拘らず，上半身を前屈させていることが多い。そうすると胃部が圧迫されて胃内容物が食道に逆流しやすくなる。通常の家庭生活を送っている老人でも，食後には満腹感からごろりと横になることが多いし，入院中の老人でも食後にはやれやれといった感覚で横臥することがほとんどである。当然のことであるが，食後の胃内容物は容易に食道へ逆流することが考えられるであろう。何故この問題を取り上げたのか？　是非考えて欲しい。

　老年者では胃粘膜の老化が進み，胃底腺領域も噴門側に移動することは前述したが，このために胃体上部から噴門に近い部位にびらんや潰瘍性病変が生じ易くなる。そこで胃内容物が長時間に亘り停滞したり，食道に逆流し易い姿勢をとっていると，胃粘膜は胃酸やペプシンの刺激により障害を受け，びらんや潰瘍性病変を生じ易くなる。このような状況になると老人は絶えず悪心・不快感を訴えるようになり，時には嘔吐も出現する。胃内容物が悪心・嘔吐により食道に逆流した時のことを考えれば，食道の粘膜病変が胃粘膜病変と同じように激しい状況を呈するのは誰にも理解できるだろう。このように老人の姿勢特に食後に横臥することの悪影響について，老人患者の治療・看護にあたる人達の認識を喚起したい。

　老人達は布団あるいはベッドに横臥する時，ほとんど平らに，腹部から胸部にかけて水平になっている。ということは胃部と食道部が同一平面にあると考えられる。そこで胃の蠕動により胃酸やペプシンが大量に含まれた胃内容物がいとも簡単に食道へ逆流するようになる。胃酸やペプシンの食道内逆流により，食道粘膜は大きなダメージを受けることになる。逆流性食道炎が成立すると，老人達はとても耐えられないような悪心・不快感に襲われ，激しい時には頻回に嘔吐するようになる。そうすることによって食道粘膜はさらに頻回にわたり胃酸・ペプシン，時によっては胆汁の侵襲を受けることになる。このように胃内容物の逆流により悪心・嘔吐を体験している老人達の気分は，普段健康を自認している人達にはとても及びもつかないだろうと思う。安静に横臥していれ

ばよくなるだろうと思っているのに，反って気分が悪くなり，さらには吐き気を催してついには嘔吐するまでになってしまった。こうなったのは，きっと食道や胃に悪い病気ができているのだろうと老人達は恐怖や不安にかられたり，うつ状態になったりする。医師やナースに相談しても納得できる説明が得られないままに，老人達は横になって安静にしていれば，きっとよくなるだろうと考える。さらに胃内容物の逆流により症状が悪化するのは火を見るより明らかである。このように横臥位で悪心・嘔吐が続いている場合，内視鏡による観察を行うとほとんどの場合，食道粘膜にびらん性変化を生じている。中には食道粘膜下の出血点が各所に観察されたり，潰瘍寸前の激しいびらん性変化をきたしている場合もある。筆者はこのような状況を長年に亘り経験しているので，最近は老年期に入っている患者さん達には日中は上半身を腹部より高く維持するように指導している。そのことにより医原性とも言える逆流性食道炎の予防に力を注いでいる。実際に筆者の指導を忠実に実践している老人達は，横臥位をとることにより発現する悪心や嘔吐が著明に減ってきており，同室の主治医の異なる老人患者達も筆者の指導を見聞して自ら実践し，従来，毎日続いていた不快な症状から開放されると共に，不安やうつ状態が軽くなり，健康を取り戻す意欲が湧いてくると喜びの言葉を口にすることがしばしばである。

　従来の医療・看護，特に病をもつ老人に対しては「安静にしていて下さい。横になっていて，用事があればブザーでナースを呼んで下さい。そうしないと治療の効果があがりませんよ。」というのが普通だったと思う。だがこのことが逆流性食道炎の誘発につながるばかりでなく，老人患者の心理的圧迫となり，うつ状態，不安，焦燥をより強くする結果になっていたと考えられる。このような観点から論説をした文献を残念ながら読んだことがない。老人看護の面で見過してはならないテーマと考える。筆者が推奨する半臥位を，少なくとも日中実践すれば老人の逆流性食道炎は半減するのであろうし，そのことに起因する老人患者達の精神的苦痛も大幅に減るものと考えている。

2. 胃潰瘍・十二指腸潰瘍

　老年期になると胃粘膜も老化が進み，粘膜の抵抗性が減弱してくる。いわゆる防御因子の低下が生ずる。一方，胃底腺領域は加齢と共に噴門側へ上昇してくる。老人の日常生活での姿勢は前屈していることが多く，攻撃因子としての胃酸（塩酸）やペプシンが長時間に亘り胃粘膜に接触していると，自己消化作用により潰瘍性病変が生じ易い（図16-A，B）。しかも胃体上部から噴門直下にかけて生じ易く，潰瘍自体も大きくなり易い[81)82)]。

　ここでさらに見逃してはならない攻撃的な因子についても少し触れておこう。老年期になると骨・関節疾患による身体各部の疼痛が増えてくる。骨粗鬆症による変形性脊椎症により，背部や腰部の頑固な疼痛を訴えて横臥する機会が多くなる。頸椎変形から頸肩腕症候群をきたすことも多い。肥満老人によく見られる変形性膝関節症による歩行痛にもしばしば遭遇する。老人達は何とかして疼痛を軽くせんとしてまず考えるのが，入浴と安静臥床であるが，それらが無

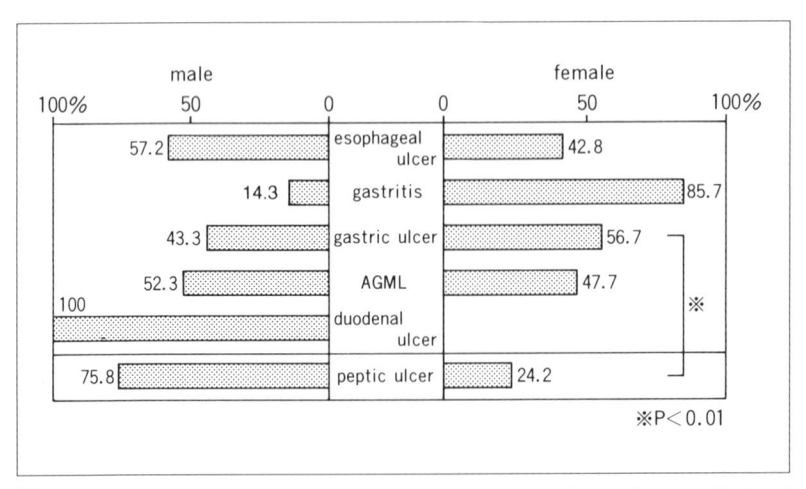

図16-A　Sex differences of drug-induced mucosal lesions of upper GI tract and peptic ulcer cases.

（文献83）より引用，一部改変）

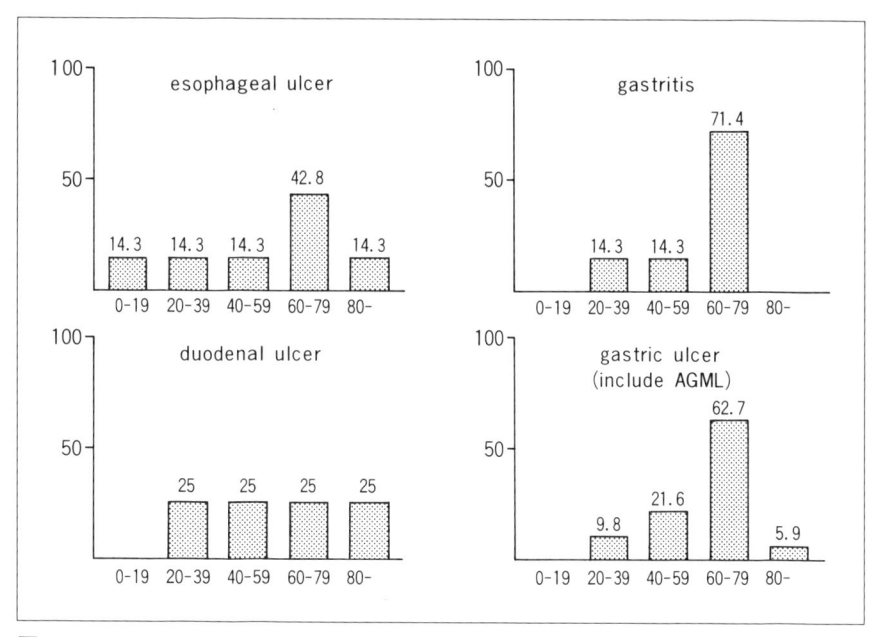

図 16-B　Age distributions of drug-induced mucosal lesions of upper GI tract.
(文献 83) より引用,一部改変)

効であると判れば病院に受診することになる。すると多くの場合,非ステロイド性消炎鎮痛剤(NSAIDS)(図 17)が投与される。この薬剤を連用すると,たとえ胃粘膜保護剤を併用していても胃潰瘍を生ずることが指摘されている。投与ルートの異なる坐剤(胃粘膜損傷を防ぐ目的で製剤されていると思う)でも長期に連用していると,経口投与と同じく胃潰瘍を生ずることが報告されている[83)84)]。個体側の攻撃因子ではないが,体外からの一種の攻撃因子と考えてよいだろう。

　60 歳以上の高齢者での胃潰瘍の頻度は,近年しだいに増加している。全胃潰瘍患者において老年期胃潰瘍患者の占める割合は年代を追うごとに高くなり[85)],30%あるいはそれ以上になっていると考えられる(表 23)。また十二指腸潰瘍も老人に起きやすいと言われるが,胃潰瘍の頻度を下回っていると考えるのが一般的である[86)]。

　老年期での胃潰瘍発症の病因については,まず前述のような防御因子と攻撃

表 25　腸管循環障害の原因

1）動脈閉塞：粥状硬化症，血栓症，塞栓症
2）静脈閉塞：血栓症，静脈硬化症，静脈炎，腫瘍などによる圧迫
3）低循環状態：ショック，心不全，出血，脱水症
4）血管病変：結節性多発動脈炎，SLE，慢性関節リューマチ，糖尿病，Schönlein-Henoch 紫斑病，アミロイドーシス，放射線性腸炎
5）腸管内圧上昇：宿便，癌，浣腸，下剤の使用
6）絞扼：腸捻転，腸重積，ヘルニア嵌頓，線維性索状物
7）薬物による影響：経口避妊薬（ピル），ジギタリス，エストロゲン，アンフェタミン系薬剤，KCl
8）血管損傷：腹部外傷，手術的結紮，血管造影

（佐田美和ら：腸管の循環障害（虚血性腸炎・腸間膜動静脈閉鎖など）の原因とその対応，Medical Practice，17：617〜620，2000）

　腸管の循環障害の成因としては，動脈や静脈の狭窄や閉塞，腸管内圧の上昇による低循環状態，捻転や絞扼による虚血などが考えられる[96]。脳循環障害，冠循環障害と同様に腸管も循環障害により，腸管組織に大きな病変を生ずるであろうことは十分に考えられる。長期にわたり腹痛，悪心，下痢，下血が続く場合と，急激に発症してショックに陥る場合と，その中間型とがある。長期に亘って症状が続く場合には潰瘍性大腸炎，大腸憩室炎，大腸癌などとの鑑別診断が重要になるが，ほとんどの場合心身医学的な対応が必要になると考える。つまり，多くの老人患者はほとんどと言ってよいが，悪性腫瘍の発生を考えるであろう。さもなければ一体何が原因でこんな症状が続くのだろう，神仏への信仰に欠けていたのではないかと疑心暗鬼になったりもする。症状についての原因検討の段階から，誠意をもって検討結果を解説し，老人達の精神的不安状態を改善するような態度が，その後の老人達の医学的対応の受諾につながると考える。

　次に老人が消化器疾患の中で大きな関心を持っている大腸癌（表26）について少し触れておこう。老人が関心を有する腹部内臓疾患は，筆者の推理であるが胃潰瘍，胃癌，食道癌，肝臓病そして大腸癌であると思われる。前述した下腹部痛，悪心，慢性下痢，下血そして自覚的腫瘤があると，老人は大腸癌に罹ったのではないかと考えても一向に不思議ではない。そして何時の間にか将来のこと—病気の行末や家庭の将来について強い不安や恐怖をいだくようにな

り，さらにうつ状態にまで進んでしまうことがある。医学的知識のない老人にとっては無理もないことと理解できる。精査もしないうちに余計な心配はしないで欲しいと言うのは，老人患者の心理状態を逆なですることになる。医療者としては決して口にしてはならない言葉である。優しく，ゆっくりと老人達に精査を受け入れるような説得をしなくてはならない。

　さて，大腸憩室症の解説の時にも触れたが，最近は食生活が欧米化してきており，そのことにより大腸疾患がさまざまな形で増えていることを諸家が指摘している。大腸癌も食生活の欧米化により年々発生数が増加しており，その罹患率は1990年代には胃癌に匹敵するほどになり，2000年代には胃癌を追い越すのではないかと予想されている。高齢者人口が増加するにつれ，悪性腫瘍の実数も当然増加していると考えられ，就中80歳以上の超高齢者では大腸癌の罹患率が高く，胃癌と順位が逆転しているという報告[97]もある。

　ところで近年消化器検診が普及してきたのは大変喜ばしいことであるが，その大部分が上部消化管検診に集中しており，一方，大腸検診を受ける老人はかなり少ないことが指摘されている。便潜血反応が陽性の場合にはほとんど上部消化管の検診が先行しており，よほど受診者が下部消化管の検診まで要望しない限り大腸検診は便潜血の検査のみで終わっているのが現状であろう。食事コントロールや下剤の使用など，いささか煩わしい前処置があることも大腸検診の伸び悩みの原因であると思う。このような背景から，発見された高齢者大腸癌ではすでにイレウス状態に近かったり，すでに末期の進行癌であったりすることが多い。70歳以上の老年期の大腸癌では約75％が左側結腸癌であり[98]，中でも80歳以上の超高齢になると，S状結腸と直腸の癌が2/3の症例で認められる。ということは面倒な前処置をせず，やや多目な浣腸をした上で左側結腸の内視鏡検査を実施すれば，大腸癌の2/3が診断できると考えても差支えないと思う。老人が不安を抱えている時，このような簡便な方法で二次スクリーニングができることを強調しておきたい。

　かくして二次スクリーニングにせよ，より広範な全大腸内視鏡検査による診断にせよ，一旦大腸癌との診断が確定すれば当然手術が施行されるが，その術前，術後にそれまでは見られなかった精神的愁訴が発現することがある。術前には，手術によって大腸癌が完全に治るのであろうか，若し癌細胞を全部取り

表26 大腸癌年齢階層別頻度

(昭和54年～62年)

占居部位	若壮年 49歳以下		中高年 50～69歳		高齢 70歳以上		全年齢		超高齢 80歳以上	
	例数	%	例数	%	例数	%	例数	%	例数	%
盲　　腸	0	0	4	3.9	1	1.2	5	2.3	0	0
上行結腸	7	25.0	15	14.6	16	19.3	38	17.8	8	21.6
横行結腸	2	7.1	9	8.7	3	3.6	14	6.5	1	2.7
下行結腸	3	10.7	10	9.7	10	12.1	23	10.7	2	5.4
S状結腸	6	21.4	19	18.5	20	24.1	45	21.0	9	24.3
直　　腸	10	35.7	46	44.7	32	38.6	88	41.1	16	43.2
肛　　門	0	0	0	0	1	1.2	1	0.5	1	2.7
計	28	100	103	100	83	100	214	100	37	100

(文献98)より引用)

きれなかった場合には再び大腸癌が発育してしまうのではないか，手術中に死んでしまうことはないのだろうかなどと強度の不安に悩まされるのは当然であり，十分に理解できる。術前の心理的サポートが十分になされれば，老人達は手術を前にして不安や恐怖が軽くなり，心の準備も楽にできるようになる。ところが，手術後の老人患者達に予想もしなかった精神的異常状態が発現することが指摘されている[99]。これには麻酔よりの覚醒直後から始る場合と，少し日時を経過してから発現する場合とがある。不安・抑うつ・焦燥感・不眠で始る場合と，錯乱・せん妄・幻覚・妄想がいきなり発現する場合があるとされている。筆者はこのような症例についての経験が少ないのであるが，手術担当者は速やかに精神科医や心療内科医に相談，治療を依頼すべきである。中途半端な向精神薬の投与は老人にとって全く不利益なことと考える。

　手術前の病名告知ではっきり「大腸癌です」と知らされる症例はほとんどないと言っても過言ではないだろう。恐らく「腸閉塞です」「腸捻転です」「大腸ポリープの異常発達です」というようなことになっているのではないかと思う。だが老人患者達は「ああそうですか，治りますよね」と鵜呑みにはしていないと考えられる。大体，家族だけ別室に呼び出すのは怪しい，何か隠し事があるに違いないと考えていることが多い。

手術後，主治医との最初の会話は「本当に大腸癌ではなかったんですか，あやしい処はありませんでしたか，この先，癌になりそうなところはありませんでしたか」と疑念をぶつけるようになり，不安をつのらせる老人患者が多いのは事実である。外科系医師は心身医学的な対応が不得手であるのは止むを得ないと思う。手術前から心療内科医や精神科医にコンサルトし，特にアフターケアについて意見を交し，誠意をもって術後老人患者に対応して頂きたいと思っている。

ここで，最近対応に苦慮した事例を呈示する。

(事例5)

患者さんは男性であるが，4年前，夫人の存命中に亜イレウス症状を主訴として入院した。筆者とのそれまでの関係で一旦内科入院となったが，検査の結果，原因は下行結腸癌によるイレウスであることが判明，外科医に状況を伝え，手術を施行した。その後の情報では本人にはイレウスに対する手術を施行したことになっており，事実は二人の息子さんだけが知っているとのことであった。二人の息子さんの要望で，今もって当時の手術に関しては癌であったことは伏せてある。幸いにして術後の経過は順調に快復され家庭に復帰されたが，その後3年，夫人が病死され，当然のことながらうつ状態に陥り，抗うつ薬と抗不安薬を併用することになった。最近漸くそのうつ状態から脱出出来たと思っていた矢先に今回の事態が生じた。

老人は最近とみに疲れやすく，好きだった図書館へも行けず，コンビニへ食料を買いに行くのも辛くて横になってばかりいると訴えてきた。直ちに調べたところ強度の貧血で，血清鉄はなんと 2 μg/ml にも低下していた。即刻入院し加療を始めたが，便中潜血が続いていたことからバリウム造影検査を上部消化管について実施，さらに上部消化管内視鏡検査を実施した。しかし強度の貧血の原因となる病変は認められなかった。その中に治療が奏効し，貧血はしだいに改善されて正常値の下限にまで快復した。しかしどうしても大腸全般についても貧血の原因を探さなければならないと老人を説得したが，老人はこんなに貧血がよくなり，元気も出てきたのだからもう検査は結構ですと納得しても

らえなかった。3日がかりで説得を続け，漸くバリウム造影検査について合意を得て実施した。確認事項の一つにあげた大腸憩室の存在については，横行結腸，下行結腸からS状結腸にかけて多発していることを確認，また次の確認事項としてあげた潰瘍性大腸病変については確認できなかった。だが遺憾ながら最悪の状況と筆者が考えていた進行癌が横行結腸に確認され，すでにApple-core typeになっていた。さらに下行結腸終末附近には前回手術による狭窄性病変が確認された。僅か1年余り前に夫人を喪くし，ともすればうつ状態になっているこの老人が，今度は自分が死の危険に晒される結果になってしまった訳である。状況を修飾することなく告知すれば，うつ状態が極限に達するのは火を見るより明らかである。筆者は老人に注腸造影検査の結果は翌日午後に判明すると言い含め，急ぎ別世帯を構える息子さん達に来院を要請，きわめて深刻な状況を解説し，今後の対応を急ぎ協議するよう求めた。翌日早々に返事がもたらされた。若し大腸癌が疑われると本人に伝えた場合には父親が勿ちうつ状態になることは必至であると息子さん達は危惧し，イレウスという診断以外は口外しないで欲しいと要望され，イレウスという病名ならば父親も受け入れるであろうとのことであった。親を思う子の心ここにありと筆者は感じた。ここで強調したいのは，患者との関係に重点をおいた対応ばかりでなく，二人の息子さんが苦しい選択をされた過程に思いを至さねばならないことである。手術をしなければ半年先までに恐らく寿命を終えるであろう。だが手術をすれば2年，3年と生命を永らえるかもしれない。だとすれば高齢ではあるが思い切って父親に手術を受けさせるよう説得してみます。神から与えられた生命を病気のためにむざむざ短く終わらすのはとても堪えられない。もう少し長生きさせてあげたいんです。……

　二人の息子さん達の悲痛な願いが叶い，老人の元気な顔が見られるようになることを願って本章を終ることにする。

第XI章　老年期脳血管障害とうつ状態

1. 脳血管障害後のうつ状態

　老年期になると人はみな老化現象が進み，身体諸臓器の活動も精神機能も次第に低下してくる。脳組織，脳内血管系も例外では有り得ない。老化が進むにつれて脳動脈も知らず知らずの間に老化つまり硬化性病変が次第に強くなることは言うまでもない。アテローム性動脈硬化をきたすと多くの場合，頭蓋内へ進入する動脈は多かれ少なかれ狭窄を生ずるようになり，その結果として脳循環不全をきたすことになる。椎骨動脈，脳底動脈，内頸動脈などの動脈硬化による循環不全は，さまざまな自覚症状を引き起こすことが知られている。めまい，ふらつき，立ちくらみ，頭重，頭痛，頭鳴，耳鳴，四肢のしびれ等々きわめて多彩であり，老人の訴えからは自律神経失調症との区別がつかないこともある。精神機能の面については以前のように物事の理解・判断がスムーズでなくなり，会話の焦点を聞き直すことが多くなったり，つい数時間前に使用した物を何処に置いたか忘れてしまったり，日常会話の中の単語を忘れて思い出せなくなってしまったりすることもある。このような知的面ばかりでなく，情動面でも徐々に変化が見られるようになる。老人達は少なからず身体的な衰えを自覚すると共に，自らの健康がしだいに衰弱してくることから，将来への不安をしだいに現実のものとして捉えるようになり，いつの間にかうつ的な感情が芽生えてくる。特に社会的な老人同士の交際やサークル活動に参加せず孤独でいる老人の場合には，うつ的な生活が続いていると指摘されるようになる。

　このような症状は脳内循環に関わる動脈系の硬化によるものと考えられるが，そのうちに細小動脈以上の狭窄をきたしている動脈に閉塞が発現し，脳梗塞が

発症する。すなわち脳卒中である。閉塞した動脈の支配領域は機能停止状態に陥り，意識障害，四肢の麻痺，言語障害，嚥下障害，膀胱・直腸障害などをきたすようになる。また，このような脳内動脈系に存在した動脈瘤が破綻したり，硬膜外の動脈が何らかの原因で破綻すると脳内出血，頭蓋内出血という状況に陥り，これまた身体各部の麻痺が発現するようになる。

このような脳卒中をきたした老人患者の中にはその後，数ヵ月の中に次第にうつ状態になり自発性の低下が見られるようになったり，不安，焦燥，時には夜間せん妄，感情失禁，問題行動などの精神症状が見られるようになることが知られている[100]。脳卒中後の加療により意識障害も改善され，応答も出来るようになり，麻痺もリハビリテーションにより次第に改善されるようになってきた頃から，家族はもちろんのこと周囲の人達が喜んでいるのに，当の本人は次第に意欲がなくなり，リハビリテーションに対しても積極性が欠けるようになったり，家族が見舞いに訪れても嬉しそうな表情を見せなかったり，食事にしてもひと口，ふた口のみでそれ以上は頑なに拒否したりするようになることがある。主治医やナースがいろいろ話しかけても碌に返事もしないでいたりする。耳に入らないのか，理解できないのか，時には無視されているのではないかと思うほど寡黙になってしまうこともある。

このような脳血管障害後のうつ状態に関しては数多くの報告が続いているが[101〜111]，うつ状態の発生頻度に関しては20％台から60％台と一定していない。だが脳卒中発作後数ヵ月の間に，かなり増加するのは間違いないようである。

疫学的調査として有名なオーストラリア，パースでの研究調査によると[110]，男性69,008名，女性69,700名の全住民の中，1989年2月20日から1990年8月19日までに脳血管障害を発症した492名のうち，304名が4ヵ月後に生存しており，その中の248名が評価の対象となった。この調査対象となった304名のうち男性23％，女性24％がうつと診断された。

筆者も多くの高齢脳梗塞患者の治療に努力しているが，印象としては1/4のケースでうつ状態が認められている。脳梗塞以外の原因による脳卒中患者は，筆者の病院では脳神経外科に治療が委ねられるので，うつ状態の程度，経過については触れることができない。一般的に脳梗塞をきたした老人に対しては，

社会復帰を目標としたリハビリテーションが実施されるのは当然のことと考えられる。リハビリテーションと言えば通常，麻痺に対する機能訓練と考えられがちであるが，心理面，社会面を対象としたリハビリテーションもある。同じ病室にいる患者さんと言葉を交し，会話を深めてゆくのがまず第一であろう。病院内を回遊してどんな患者さんが入院して治療を受けているか，中には自分よりも余程ひどい病気や怪我でありながら懸命に立ち直ろうとしている患者さんが入院していることを見聞きしたり，1日中ぼんやりと静臥せずに病院周辺の環境を観察しながら，地域の人達が如何に活動しているか考えさせたり，リハビリ室で多くの入院患者とくに自分と同じ脳卒中後の老人患者が懸命に取り組んでいる状況を観察させて，見ず知らずの患者達のグループに組み込んで本人の意欲をかきたてるなどさまざまな手段がある。リハビリ専用の訓練室がなければ病棟内の廊下で同じような症状の老人が集って機能訓練をし，会話を通して仲間意識を共有させて社会復帰の準備をさせることもできるであろう。要はうつ状態に陥っている脳卒中後の老人患者をどうしたら一般社会に引き戻せるかというスタッフや家族の努力，熱意がどれくらいになるかということになる。また，うつ状態に対する治療—薬物療法，カウンセリングなどを含めて—が遅れれば，リハビリテーションについてマイナス効果となり，リハビリテーションを実施してもなかなか実を結ばなくなるであろう。

　脳血管障害後遺症としてうつ状態を示す患者は，リハビリテーションの初期には20％強に認められるという報告[109]もあるが，リハビリテーション初期にあっては，心理・社会的なケアも欠かすことの出来ない医療の側面であることが認識されねばならない。Kotilaらがフィンランドで調査した研究[112]によると，退院後にリハビリテーションを実施したグループと実施しなかったグループとの間でうつ状態の変化に差があるかどうかを調査した。それによると3ヵ月後にBeck Depression Scaleで10点以上を示す割合は，リハビリテーション実施群では41％，非実施群では54％となり有意差が認められた。このように脳卒中後のうつに関しては多くの報告があり枚挙に暇がないほどである。これらの報告の中で，うつ状態の判定基準にどのようなスケールを用いるかによってうつ状態合併の頻度が異なってくるのは当然であるが，やはり15％前後から60％以上とかなりばらつきがある。敢えてそれらを概括してみると，

うつあるいは心身症になっているのではないかと考え，専門の先生を探した結果K先生の存在を知り，父親を上京させて診察を受けさせた訳である。

　早速に頭部のCT検索を行ったが，明らかな脳梗塞は確認できなかった。しかしperiventricular Lucencyおよびpin-point LDAの集簇が認められたことから，導入直後のMRIによる脳血管障害の画像診断を試みたところ，Lacunar infarctionおよび虚血性変化を確認することができた。K先生もこれがLacunar infarctionかと頷かれて，それ以後はK先生の外来を受診される老年期うつ状態の患者さんには頭部のCTやMRIによる画像診断を次々と施行されていたことを憶えている。K先生も筆者も研究目的としてCTやMRIを利用していた訳ではなかったのでリポートとしては一切残っていないが，その後次々と論文発表が続くようになってから，恐らくK先生もあれがうつ状態を伴う潜在性脳梗塞だったのかと思われたに違いない。

　この事例を総括すると原因，誘因については筆者は詳しく聴取していないが，住職は明らかにうつ状態を呈しており，画像診断の結果はLacunar infarctionの存在が明らかになり，その後の治療は筆者の助言から，恐らく抗うつ薬と脳循環増強薬などが併用されたのではないかと思う。

　その後，神経症状を伴わない脳梗塞がかなり存在することを経験しながら，多くの老人達を診療してきた訳であるが，臨床研究という組織・体制の全くなかった病院であったことが理由で，臨床研究ができなかったことは残念だったという思いが残っている。

　さて，今まで述べてきたような初老期から老年期にうつ状態を呈する老人にあって，症候学的に局所神経症状がないにも拘らず，脳血管障害が存在することが明らかになってきた。CTによる脳の画像診断が進歩すると共に，さらに画期的と言えるMRIの技術的発展，それにつれて脳血管障害の画像診断が急速に発展してきた。そのお蔭で現在では脳の微小循環障害を画像により知ることができるようになり，老人達の医療はかなり的確にスケジュールを決定できるようになってきた。誠に喜ばしいことである。

　そこでうつ状態に陥っている老人達についても，MRIにより脳血管障害があるとすればどの程度のものか，うつ状態とどんな関係があるのかという検討

表28-A　初老期うつ患者の発病時期の違いによる潜在性脳梗塞合併率

	N（男：女）	年　齢	潜在性脳梗塞
JP群	28（11：17）	56.7 ± 3.2	6/28（21.4%）
PP群	63（24：39）	$57.9\pm3.3^{a)}$	32/63（50.8%）[b)]

a）：N.S.（Student's t-test）
b）：$P<0.01$（χ^2 test）
JP群：初老期以前（50歳未満）にうつ状態発症，MRI施行時初老期（50歳以上65歳未満）
PP群：初老期にうつ状態発症，MRI施行時も初老期

（文献50）より引用，改変）

表28-B　老年期うつ患者の発病年齢の違いによる潜在性脳梗塞合併率

	N（男：女）	年　齢	潜在性脳梗塞
PS群	35（10：25）	67.7 ± 2.4	22/35（62.9%）
SS群	48（18：30）	$72.6\pm5.3^{a)}$	44/48（91.7%）[b)]

a）：$P<0.01$（Student's t-test）
b）：$P<0.01$（χ^2 test）
PS群：初老期にうつ状態発症，現在老年期（65歳以上）
SS群：老年期にうつ状態発症，現在も老年期

（文献50）より引用，改変）

がなされるようになってきた．我が国では藤川らの研究[50)51)52)53)]，海外ではAlexopoulos[116)]やKrishnan[117)]の研究が特に知られている．

ここで藤川らによる初老期，老年期のうつ状態を有する患者層について，MRIによる潜在性脳梗塞の合併状況を検討した成績[50)]を紹介しておこう．

表28-A，Bは初老期にうつ状態になっている患者層の成績である．初老期（50歳以上65歳未満）以前にうつ状態を発症したグループと，初老期にうつ状態を発症したグループを比較すると，潜在性脳梗塞の合併例は後者のグループで50%以上となり，前者のグループに比べ有意に多かったと報告されている．さらに老年期（65歳以上）のうつ状態の患者層についてみると，初老期にうつ状態を発症したグループと老年期にうつ状態を発症したグループとでは，後者つまり加齢の進んだ老年期のグループで，加齢が進むほどうつ状態を示す

表 29 Background Factors in Patients With Major Depression With and Without Silent Cerebral Infarction

Factor	SCI(−)Group	SCI (+) Group			
		All Types	Perforating Type	Cortical Type	Mixed Type
Family history of Affective disorder	7/20 (35.0)	3/37(8.1)†	2/19 (10.5)	0/6 (0.0)	1/12 (8.3)
Hypertension	1/20 (5.0)	15/37 (40.5)*	7/19 (36.8)	1/6 (16.6)	7/12 (58.3)
Diabetes mellitus	1/20 (5.0)	1/37 (2.7)	1/19 (5.3)	0/6 (0.0)	0/12 (0.0)
Hyperlipidemia	3/20 (15.0)	5/37 (13.5)	1/19 (5.3)	0/6 (0.0)	4/12 (33.3)

SCI (−) indicates patients with major depression without silent cerebral infarction (SCI); SCI (+), patients with major depression with SCI. Values in parentheses are percentages.
*$P<.01$, †$P<.05$ compared with SCI (−) group.

表 30 Relationship Between SCI and DSM-III-R Axis IV Score

	SCI-Negative Group (n=19)	SCI-Positive Group		
		Overall (n = 23)	Moderate SCI (n = 16)	Severe SCI (n = 7)
Mean±SD age, y	60.0±6.8	65.7±8.1*	64.8±8.0	67.7±7.8
Sex, M/F	9/10	6/17	3/13	3/4
Age at onset of depression, y	56.1±9.7	61.0±10.7	59.7±10.1	63.9±11.3
Axis IV of DSM-III-R	2.63±1.13	1.96±1.12†	2.25±1.15	1.29±0.70‡

*$P<.05$ by Student's t test, compared with patients without SCI.
† $P<.05$ by Mann-Whitney test, compared with patients without SCI.
‡ $P<.05$ by Mann-Whitney test, compared with patients with moderate SCI.

患者が多かったと考えられる。また，潜在性脳梗塞の合併例は前者が60％台なのに対し，後者では90％台と有意に高かったことが報告されている。うつ状態を呈する患者数からみると，初老期発症患者の半数以上，老年期発症患者の大部分に潜在性脳梗塞が合併しており，初老期以降のうつは症候性（器質性）うつ状態が大半であると報告している。そして初老期以降にうつ状態を発症した場合には将来脳卒中をきたす可能性[115]があるとし，潜在性脳梗塞を合併するうつ状態を脳卒中予備軍 Pre-Stroke Depression として重要視するよう提唱している。

このように老年期うつ状態と潜在性脳梗塞との関連性が明らかになったことから，老年期うつ状態と潜在性脳梗塞との合併に如何なる背景因子が関与しているかの検討もなされた[118]。それによると（表29）感情障害の家族歴の有無は潜在性脳梗塞を有する群では8.1%であったのに対し，脳梗塞を合併していない群では35.0%と高くなっており，潜在性脳梗塞を合併しない群で有意差が認められた。高血圧症との関わり合いについてみると，潜在性脳梗塞の認められる群で40.5%と高率であったのに対し，脳梗塞を合併していない群では5.0%と低く，うつ状態を伴う潜在性脳梗塞には有意差をもって高血圧症の合併が認められた。その他，脳血管障害の危険因子と考えられる糖尿病や高脂質血症との関連についても検討されているが，両群間での有意差は認められていない。

　最後に初老期以降のうつ状態の患者で潜在性脳梗塞の障害領域と心理・社会的要因との関わり合いについての報告[119]を紹介しておこう（表30）。心理・社会的要因～ストレスの判定には，DSM・III・RのAxis-IVを応用している。それによるとAxis-IVスコアーは，潜在性脳梗塞を伴う群で有意に低かった。また，CVD-IIIによる重症度分類から重症かつ，広範囲とされる潜在性脳梗塞と中等度のそれとでは，前者の方がうつ状態との関わりでAxis-IVが有意に低かったことが明らかにされている（表29，30）。

　このことは心理・社会的な因子が小さい場合でも，器質性・症候性の因子が大きく，且つ強ければうつ状態を発症しやすいと考えてもよいのではないだろうか。

文　献

1) 中川哲也：心身医学の役割と今後の展望，第38回日本心身医学会総会，1997，東京
2) 五島雄一郎：心身医学の役割と今後の展望，第38回日本心身医学会総会，1997，東京
3) 筒井末春ら：高齢者心身症の特徴，日経CME，1997（8）
4) 長谷川和夫：心身医学の役割と今後の展望，第38回日本心身医学会総会，1997，東京
5) 尾前照雄：21世紀の老年医療，福祉とQOL，第19回老年医学会総会，1996，大阪
6) 松瀬　健ら：大学における老年医学教育のあり方に関する研究，卒前老年医学教育の国際比較，文献的検討，日老医，33：540〜545，1996
7) 日本心身医学会：心身症の定義，心身医学，31：537〜576，1991
8) 中川保弘ら：老年者のQOL，心身医学面から，老年医学，26：927〜930，1988
9) 福地義之助；老化・老衰と老年病，日本医師会雑誌臨時増刊号「老人診療マニュアル」五島雄一郎，折茂肇監修，pp 2〜3，1991
10) 白倉克之ら：壮年期・更年期・老年期の不安とうつ，pp 46〜49，新興医学出版社，1995
11) 田内　久：老化のメカニズム，細胞数減少を中心に，医学のあゆみ，163：712〜715，1995
12) 入来正躬：老年者の感覚障害，正常老化に伴う感覚系の変化，老化と疾患，8：345〜352，1995
13) 入来正躬：各環境温におけるラット直腸温，ナースのための老年医学，pp 27，南山堂，1998
14) 入来正躬：老化に伴う生理機能の変化，ナースのための老年医学，pp 36，南山堂，1998
15) 筒井末春ら：高齢者の心身症の特徴，老年医学，36：979〜983，1998
16) 日本心身医学会教育研修委員会（編）：心身医学の新しい診療指針，心身医学，31：537〜576，1991
17) 長谷川和夫：ライフサイクルと心身症，老年期，新版心身医学，（末松弘行編），pp 704〜712，朝倉書店，1994

18) 芝山幸久ら：老年者の精神障害，心身症，老年医学，25：1169～1172，1987
19) 白倉克之：心と身体の病気，老年期，pp 145～157，南山堂，1995
20) 白倉克之：心と身体の医学，老年期，薬局，44：1457～1464，1993
21) 鈴木　衛：高齢者のめまいの特徴，Modern Physician，19：185～187，1999
22) 平　陽一ら：性役割からみた中高年の心身医療についての検討－心療内科および産婦人科心身症外来の患者動向から－，心身医学，38：204～210，1998
23) 長田洋文：循環器領域の高齢者心身症，老年医学，36：1023～1028，1998
24) 伊藤督忠ら：高齢者不整脈患者への心身医学的アプローチ，老年医学，36：535～539，1998
25) 並木正義：消化性潰瘍，心身症へのアプローチ（筒井末春編），pp 113～119，ライフ・サイエンス，1990
26) 川上　澄：過敏性腸症候群，心身症へのアプローチ（筒井末春編），pp 153～162，ライフ・サイエンス，1990
27) 上村　誠ら：老年期の心身医学，臨床泌尿器科，50：39～40，1996
28) 長田尚夫ら：泌尿器科領域の高齢者心身症，老年医学，36：1039～1044，1998
29) 筒井末春：慢性疼痛，ストレス状態と心身医学的アプローチ，pp 195～224，診断と治療社，1989
30) 平沢秀人ら：睡眠の加齢変化－各睡眠パラメーターの変化について，日本老年医学会雑誌，34：453～460，1997
31) 大友英一：老年期に多い主な症候，睡眠障害，ナースのための老年医学，pp 54～55，南山堂，1999
32) 白川修一郎ら：厚生省精神・神経疾患研究委託費，睡眠障害の診断・治療および疫学に関する研究，全国総合病院外来における睡眠障害と睡眠習慣の実態調査，平成7年度研究報告書，pp 7～23，1995
33) Karakan, I. et al：Prevalence of sleep disturbance in a primarily Urban -Florida country, Soc. Sci. Med, 10：239～244，1971
34) 小鳥居　湛：久留米大学睡眠クリニックで診断された不眠症候群，心身症へのアプローチ，pp 131～133，ライフ・サイエンス，1990
35) 大下　敦：内科・心療内科から見た睡眠障害治療，第13回不眠研究会研究発表会シンポジウム，1997年，東京
36) 筒井末春：老年期，睡眠障害，ストレス状態と心身医学的アプローチ，pp 239～242，診断と治療社，1989

37) 大熊輝雄：老年者と睡眠，老年者の不眠の薬物療法，老化と疾患，2：1909〜1916, 1989
38) 筒井末春ら：老年者と睡眠，老年者の不眠のその他の療法，老化と疾患，2：1917〜1922, 1989
39) 田原啓二：老年期に多い心身症，心身症で見られる睡眠障害，心身症へのアプローチ，pp 138〜139, ライフ・サイエンス，1990
40) 井川真理子ら：高齢者の不眠の特徴とその治療について，治療，81：1111〜1115, 1999
41) 筒井末春ら：老年者の不眠・不安の薬物療法，医学のあゆみ，135：30〜33, 1985
42) 筒井末春：老人のうつ状態，Pharma Medica, 5 (11)：139〜142, 1987
43) 筒井末春：うつ状態の診断に関するガイドライン，Pharma Medica, 5 (7)：169〜173, 1987
44) 筒井末春：うつ状態自己評価表，日本医師会雑誌，112：KR-9〜KR-12, 1994
45) 中野弘一ら：心療内科における老年期デプレッション，心身医学，25：176〜180, 1985
46) Yasavage, J.A., et al：Development and Validation of a geriatric depression screening scale, A preliminary report, J. Psychiatr. Res, 17：37〜49, 1983
47) 長谷川和夫：ライフサイクルと心身症，老年期，新版心身医学（末松弘行編），pp 704〜712, 朝倉書店，東京，1994
48) McNair DM, et al：Profile of Mood State, San Diego：Educational and Industrial Testing Service, 1992
48) 赤林　朗ら：POMS日本語版の臨床応用の検討，心身医学，31：577〜582, 1991
49) 久松由華ら：内科領域でみられる初老期うつ病，Modern Physician, 17：1371〜1376, 1997
50) 藤川徳美ら：初老期・老年期うつ状態の潜在性脳梗塞合併例について，脳卒中，15：18〜22, 1993
51) 山脇成人ら：うつ病と潜在性脳梗塞，Pharma Medica, 15 (10)：61〜65, 1997
52) 藤川徳美ら：Vascular depressionの診断に関する諸問題，臨床精神医学，27：1067〜1072, 1997

53) 藤川徳美ら：潜在性脳梗塞とうつ病, 臨床精神医学, 28：141〜149, 1999
54) 更井啓介：高齢期のうつ状態, 臨床的特徴, 老年精神医学, 1：489〜498, 1984
55) 木戸又三：高齢期のうつ状態, 身体疾患とうつ状態, 老年精神医学, 1：499〜506, 1984
56) 大下　敦：高齢期疾患に伴い易いうつ状態, 第15回城南地区心身症研究会, 東京, 1996
57) 筒井末春：仮面うつ病, 毎日ライフ, 296：24〜25, 1992
58) Kral, V.A.：Masked depression in middle-aged men, Canad. Med. Assoc. J., 79：1〜5, 1958
59) 大下　敦：仮面うつ病, 毎日ライフ, 296：38〜41, 1992
60) 筒井末春編：抗うつ薬の進歩, pp 185, 医薬ジャーナル社, 東京, 1992
61) 筒井末春：仮面デプレッションのすべて, pp 32〜33, 新興医学出版社, 東京, 1982
62) 森本茂人ら：高齢者の生理機能と有病パターン, 綜合臨牀, 47：28〜34, 1998
63) 荻原俊男編：老年者高血圧の治療指針, 先端医学社, 東京, 1995
64) 飯田俊穂ら：循環器における心身症, 医と薬学, 25：5〜12, 1991
65) 折茂　肇ら：高齢者のプライマリーケアの重要性, 臨牀と研究, 63：1〜3, 1996
66) 木村吉雄ら：老年期に多い主な疾患の理解と治療, 循環器疾患, ナースのための老年医学, pp 80〜112, 南山堂, 東京, 1999
67) Shimada, K., et al：Silent Cerebrovascular Disease, in the elderly, Hypertension, 16：692〜699, 1990
68) 上田慶二：高齢者疾患の臨床像の特徴, 狭心症, Geriatric Medicine, 32：243〜246, 1994
69) 杉本恒明：長寿時代と循環器疾患, 綜合臨牀, 47：639〜640, 1998
70) 長谷川朝穂ら：心疾患のリスクファクターとしての精神症状－CCU患者における実態と予後－, Therapeutic research, 12：273〜277, 1991
71) Chesney M. & Williams R.,（飯田俊穂, 長田洋文訳）：冠動脈疾患における心理社会的因子と予後介入試験に基く研究の必要性, JAMA, 270：1860〜1861, 1993
72) 小田修爾ら：老年者心筋梗塞と胸痛－無痛性梗塞について－, 日本老年医学会

雑誌, 23：600〜604, 1998
73) 木村吉雄ら：老年期に多い主な疾患の理解と治療, 循環器疾患, ナースのための老年医学, pp 80〜112, 南山堂, 東京, 1999
74) Feinberg, W.M. et al：Prevalence, Age Distribution, and Gender of Patients with Atrial Fibrillation, Arch. Intern, Med., 155：469〜473, 1995
75) 大川眞一郎：高齢者の不整脈治療, Therapeutic Research, 17：2683〜2697, 1996
76) Readon, M. et al：Atrial Fibrillation in the Eldelry, Clinical Cardiology, 19：765〜775, 1996
77) 出雲和秀ら：きけんな不整脈のみわけ方, 不整脈はふえている, 臨牀と研究, 77：209〜216, 2000
78) Kojima, K. et al：The Relation of Emotional Behavior to Plasma Catecholamines, Cortisol and Ventricular Arrhythmia, Journal of the Autonomic Nervous System, 55：57〜64, 1995
79) Meerson, F.Z.：Stress-Induced Arrhythmic Disease of the Heart－Part 1, Clinical Cardiology, 17：362〜371, 1994
80) 橋場邦武：老年者の不整脈, 第30回日本老年医学会総会会長講演, 日本老年医学会雑誌, 26：101〜110, 1989
81) 岡崎幸紀：消化性潰瘍, 攻撃因子への対策, 内科, 58：376〜380, 1986
82) 丹羽寛文：消化性潰瘍, 防御因子の面から, 内科, 58：381〜388, 1986
83) 宮本久夫ら：薬剤による消化管粘膜病変87例の検討, Gastroenterological Endoscopy, 38：1220〜1229, 1996
84) 前田　淳ら：Indomethacin坐薬による胃病変の内視鏡的検討, Gastroenterological Endoscopy, 23：408〜414, 1981
85) 並木正義：消化性潰瘍, 概念・背景因子, 疫学, Mebio, 5（3）：34〜38, 1986
86) 野津　聡ら：当院における上部消化管内視鏡検査の現況と疾患の月別発生状況, 埼玉県医学会雑誌, 29：1097〜1102, 1995
87) 浅井昌弘ら：厚生省精神・神経疾患研究　平成5年度研究成果報告書, 精神神経科領域における心身症の臨床病態と疫学に関する研究, pp 94〜104, 1994
88) 石岡　昭：消化性潰瘍への心身医学的アプローチ, 家庭医, 4：404〜408, 1988

89) 川上　澄ら：心身医学からみた消化性潰瘍，内科，63：438～443，1989
90) 川上　澄：胃・十二指腸潰瘍，臨牀と研究，66：3397～3402，1989
91) 並木　正義：消化性潰瘍，心身症へのアプローチ，pp 113～119，ライフサイエンス，東京，1990
92) 佐々木大輔ら：消化性潰瘍，看護技術，36：1114～1117，1990
93) 山口文男ら：老年者胃潰瘍の自覚症状と便秘，Geriatric Medicine，27：409～414，1989
94) 寺本龍生ら：憩室症と憩室炎，大腸外科，安富正幸ら編，pp 119～122，医学書院，東京，1999
95) 寺本龍生：大腸憩室症と大腸憩室炎への対処，Medical Practice，17：631～633，2000
96) 佐田美和ら：腸管の循環障害（虚血性腸炎・腸間膜動静脈閉塞など）の原因とその対応，Medical Practice，17：617～620，2000
97) 佐々木　裏ら：80歳以上の高齢者手術症例の検討，広島医学，41：818～821，1988
98) 佐々木　裏ら：80歳以上高齢者の大腸癌手術例の検討，広島医学，42：58～61，1989
99) 髙橋俊毅ら：高齢者大腸癌手術例の検討―術後精神障害を中心として―，消化器外科，7：1601～1605，1984
100) 長谷川和夫：高齢期脳血管障害と精神機能，診断と治療，65：2255～2260，1977
101) 大友英一：脳血管障害による精神症状治療の意義，実験と治療，605：90～92，1986
102) 宇高不可思ら：脳卒中後抑うつ状態，内科，57：404～407，1986
103) 伊藤栄一：脳血管障害とうつ症状，内科，60：903～907，1987
104) 都筑信介ら：脳血管障害発症後のうつ状態についての検討，脳卒中，9：162～167，1987
105) 都筑信介ら：脳血管障害発症後のうつ状態についての検討，臨床神経学，27：607～612，1987
106) 山口修平ら：脳血管障害後のうつ状態に関する検討，臨床神経学，27：1451～1456，1987
107) 菊本　修：脳血管障害後のうつ状態に関する臨床的研究，精神神経誌，92：

411〜434, 1990
108) Herrmann, M., et al：Poststroke Depression, Is there a Pathoanatomic Correlate for Depression in the Postacute Stage of Stroke?, Stroke, 26：850〜856, 1995
109) 佐藤浩二ら：脳卒中後のうつ状態, OTジャーナル, 29：149〜154, 1995
110) Burvill, P.W., et al：Prevalence of Depression After Stroke：The Perth Community Stroke Study, Br. J. Psychiatry, 166：320〜327, 1995
111) 小野江正頼ら：脳血管障害後のうつ病, 臨床精神医学, 28：135〜139, 1999
112) Kotila M, et al：Depression after stroke：results of the FINNSTROKE Study, Stroke, 29：368〜372, 1998
113) Robinson R.G., et al：Mood disorders in stroke patients：Importance of location of lesion, Brain, 107：81〜93, 1984
114) National Institute of Neurological Disorders and Stroke AD Hoc Committee (Whisnaut JP, et al)：Classification of cerebrovascular disorders III, Stroke, 21：637〜676, 1990
115) Fujikawa T., et al：Incidence of silent cerebral infarction in patients with major depression, Stroke, 24：1631〜1634, 1993
116) Alexopoulos GS, et al：'Vascular depression' hypothesis, Arch Gen Psychiatry, 54：915〜922, 1997
117) Krishnan KRR, et al：MRI defined vascular depression, Am J Psychiatry, 154：497〜501, 1997
118) Fujikawa T., et al：Background Factors and Clinical Symptoms of Major Depression with Silent Cerebral Infarction, Stroke, 25：798〜801, 1994
119) Fujikawa T., et al：Psychosocial Stressors in Patients with Major Depression and Silent Cerebral Infarction, Stroke, 28：1123〜1125, 1997

(あとがき)

　巷では老年期に相当される方達の人口比が年々高くなっている。老人の健康を守る行政はまだまだ満足できるものとは言えない。老人介護保険の運用に色々問題点が指摘されるようになっている。介護保険認定申請のための意見書もその一つと筆者は考えている。それには老年期に多く見られるうつ状態に関する意見欄が見当たらず，無視されていると言ってもよい状況である。老人の医療・介護に関わる行政の方達が，老年期うつ状態にもっと関心を持ってくれたら老年期の家族をもつ一般市民から賛同，支持されるようになるに違いないと思う。市民から遊離した老人対象の行政であってはならないのである。

　稿を終るにあたり，これまで多くの方達から頂いた御支援，御協力に心から感謝申し上げます。本当に有難う御座いました。

　　　　　　　　　　　　　　　　　　平成12年11月28日　大下　敦

索　引

A

悪性腫瘍の脊椎骨転移　44
アルツハイマー病　14
安静時狭心症　82
Angiography　22

B

病前性格　78
病的老化　9
分析力の低下　15
防御因子　92
Biopsychosocial　1

C

窒素酸化物　32
痴呆　2
注腸バリウム造影　101
調節中枢　10
聴能障害　23
治療的診断手法　22
CCU症候群　84

D

大腸悪性腫瘍　99
大腸憩室炎　100
大腸憩室症　99
大腸ファイバースコピー　101
大腸ポリポージス　99
ドパミン　12

E

エゴグラム　78

F

フィードバック機構　10
不整脈　85

G

画像診断　21
逆流性食道炎　90
逆流性食道びらん　36
下血（タール便）　39
誤飲性肺炎　36
GDS-15　57

H

排尿困難　41
白内障　10
長谷川式痴呆診断スケール　2
反応潜時の延長　10
非ステロイド性消炎鎮痛剤
　　（NSAIDS）　93
人の3大欲求　45
日内変動　77
昼寝　52
頻脈性不整脈　87
平衡機能　9
閉塞性呼吸器疾患　29
ホメオスタージス　9,10
Hamiltonの Depression rating scale
　　（以下 HAM-D）　57
左大脳半球障害　110

I

胃・食道逆流症　36
胃潰瘍　39
萎縮性慢性胃炎　33
一酸化炭素　32
移動性腹痛　36
居眠り　52
International Committee for Prevention and Treatment of Depression
　　（ICPTD）　60
易疲労　42

J

弱視　10
十二指腸潰瘍　96
十二指腸憩室　33
熟眠感不全　48,53
情緒障害　68
情動活動の低下　12
情報伝達系　10
徐波化　12
徐波睡眠　46
徐脈性不整脈　87
人生の質　1
耳鳴　10

K

過換気症候群　29
肩凝り　43
過敏性腸症候群　38
仮面うつ病　68
川崎喘息　32
患者治療学　12
感情失禁　108
器質的老年期疾患　18
記銘力の低下　15
狭心症　81

索引　129

虚血性大腸炎　99
起立性低血圧　81
筋緊張性頭痛　44
緊張性咳嗽　31
吸収異常　38
計画性の低下　15
警告うつ病　63
血管異常　22
血行異常　22
健忘　2
健忘症　14
項部緊迫　43
攻撃因子　92
高血圧緊急症　81
高血圧症　79
高次神経中枢の働き　14
恒常性　10
向精神薬　22
行動指示系　10
更年期障害　24
更年期症状　24
高齢者心身症　2

M

末梢動脈閉塞性循環障害　23
末梢レアクター　10
末梢レセプター　10
麻痺性イレウス　36
慢性頭痛　44

慢性疼痛　44
無症候性狭心症　82
無症候性脳梗塞　111
無症状性不整脈　87
無痛性心筋梗塞　84
問題行動　108
masked depression　68
右大脳半球障害　110

N

内因性うつ　62
内耳平衡機能障害　23
難聴　10
入眠障害　46
入眠潜時　54
ニューロン　14
尿失禁　40
尿閉　41
脳血管障害後遺症　109
「脳血管障害の分類第III版」（以下CVD
　-IIIと略す）　111
脳梗塞　107
脳循環不全　23, 107
脳小梗塞 Lacuna　111
脳卒中　108
脳卒中予備軍 Pre-Stroke Depression
　116
脳動脈硬化症　113
脳内出血　108

脳波の活動　12
ノンレム睡眠期　54
Noradrenalin 濃度　12

O

応答力の機能低下　10
OTC 薬　22

P

パーキンソン症候群　12
パニック障害　30
プライマリケア学会　4
Profile of Mood States（以下 POMS）　59

R

リハビリテーション　108
レム睡眠期　54
老化現象　8
労作兼安静狭心症　82
労作性狭心症　82
老視　10
老人性痴呆　14
老人性変化　10
老人前期　5
老年医学　4
老年医学会　4

老年医学の卒前教育　5
老年期胃潰瘍　94
老年期医学　14
老年期心身医学　2, 4
老年期の自律神経機能　11
老年期の定義　5

S

心室性不整脈　87
疾病逃避　69
疾病利得　69
シナプス　14
死の恐怖感　27
消化機能異常　38
消化機能不全　33
症候性うつ〜器質性うつ　62
終夜睡眠ポリグラフ　46
食道潰瘍　39
初老期　5
心因性うつ〜反応性うつ　62
心筋梗塞　82
心身医学　1
心身医学会　4
心身医学的アプローチ　1
心身医学の役割と今後の展望　3
心身症の定義　7
心身相関　1
深睡眠　46
身体的・精神的不安定状態　7

身体的愁訴 somatization　68
心房細動　85
心理的社会的ストレス状態　22
睡眠効率　46
睡眠障害　46
睡眠ポリグラフ　46
ストレス性上部消化管出血　34
生活の質　1
精神活動の中枢部　12
精神的感覚障害　24
精神的ストレス状態　8, 22
生命の質　1
生理的退行症状　15
生理的老化　9
潜在性脳梗塞 Silent cerebral infarction　111
線状体　12
浅睡眠　46
浅眠感　53
総合的な生命倫理の探求　1
喪失体験　63
側頭葉海馬　9
Self-rating Depression Scale (SDS)　60
SRQ-D　57
Stage Ⅰ, Ⅱ, Ⅲ, Ⅳ　52

T

たこいぼ型粘膜病変　33

多相性睡眠　52
多発性の肋間神経痛　27
頭蓋内出血　108
途中覚醒　46

U

うつ状態，うつ病　62
うつ等価症　70
癒着性イレウス　36

V

"vascular depression, silent cerebral infarction　63"

Y

夜間せん妄　108
夜間頻尿　40
腰背部痛　44
抑制症状　68
四日市喘息　32
予備能力　11
Yasavage's geriatric depression scale (GDS)　57

Z

在宅酸素療法　29

全身倦怠 42
前頭葉 9

造影 MRI 22

著者紹介

大下　敦
（おおした　あつし）

昭和 31 年　東邦大学医学部卒業
　　　　　　第一内科，中央検査部に勤務
昭和 48 年　台糖ファイザー（株）
　　　　　　医薬開発本部 Medical Director
昭和 54 年　慈誠会東武練馬中央病院
　　　　　　内科・心療内科・副院長
昭和 63 年　三友会あけぼの病院
　　　　　　内科・心療内科・副院長
平成 6 年　　府中恵仁会総合病院
　　　　　　内科・心療内科・部長
────・・・・────
昭和 63 年　日本心身医学会認定医
平成 6 年　　日本心身医学会評議員
平成 11 年　日本心身医学会研修指導医

著　書
① 一般診療科領域での向精神薬の手引き　1990
② 抗うつ薬の進歩（分担）新しい抗うつ薬／塩酸トラゾドン　1992
③ 仮面うつ病：老年期　1992
④ ストレス性健康障害に対する薬物療法　1995
⑤ 抗不安薬の新しい展開（分担）抗不安薬の相互作用　1997
⑥ 臨床に役立つ睡眠障害治療の最前線／内科・心療内科からみた睡眠障害治療　1997
⑦ 高齢期疾患に伴い易いうつ状態　1997

その他心身医学に関連する学会発表，向精神薬開発に関連する臨床試験論文等多数

ⓒ 2001　　　　　　　　　　　　　　　　　　第 1 版発行　2001 年 3 月 1 日

老年期の心身医学

定価（本体 2,900 円＋税）

＜検印廃止＞

監　修　　筒　井　末　春
著　者　　大　下　　　敦
発行者　　服　部　秀　夫
発行所　　株式会社　新興医学出版社
〒 113-0033　東京都文京区本郷 6-26-8
　　電話　03(3816)2853
　　FAX　03(3816)2895

印刷　株式会社春恒社　　ISBN 4-88002-433-3　　郵便振替　00120-8-191625

Ⓡ 本書の全部または一部を無断で複写複製（コピー）することは，著作権法上での例外を除き，禁じられています。本書からの複製を希望される場合は，日本複写権センター（03-3269-5784）にご連絡下さい。

東邦大学名誉教授　筒井　末春　監修シリーズ

がん患者の心身医療

筒井末春(東邦大学名誉教授)／監修
筒井末春(東邦大学名誉教授)・小池眞規子(国立がんセンター東病院臨床心理士)・波多野美佳(東邦大学医学部心療内科)／共著
A5判　148頁　定価(本体3,500円＋税)　　　　　　　　　　　　　ISBN4-88002-417-1
　　近年はわが国においてもサイコオンコロジーという考え方がとり入れられ、徐々にがん患者の心身医療の重要性が認識されつつある。がん患者の心理・社会的側面にも目を向け全人的医療に関するコンセプトと実際に心身医療を行った事例ならびに臨床心理の立場から死後の家族への援助も含めた事例も紹介した。

消化器疾患と心身医療

筒井末春(東邦大学名誉教授)／監修
芝山幸久(芝山内科副院長・東邦大学非常勤講師)／著
A5判　156頁　図19　表27　定価(本体3,500円＋税)　　　　　　　ISBN4-88002-418-X
　　本書は3章から成り立っている。1章は消化器科医などの内科医に必要な心身医学の基本的知識やトピックスを中心に論文をまとめてある。2章は消化器心身医学の臨床的課題について論じたものを集めた。批判を頂いた論文もあるが、今後も多くの意見を頂ければ幸いである。3章は症例検討で具体的な事例を呈示することで心身医学的な診かたの参考にしていただければと思う。

登校拒否と心身医療

筒井末春(東邦大学名誉教授)／監修
武居正郎(武蔵野赤十字病院小児科部長)／編集
武居正郎(武蔵野赤十字病院小児科部長)・松本辰美(東海大学精神科)・杉浦ひろみ(公立小学校教諭)・今泉岳雄(武蔵野赤十字病院心の相談室)／共著
A5判　136頁　図表23　定価(本体2,900円＋税)　　　　　　　　　ISBN4-88002-421-X
　　平成11年8月13日付の朝日新聞は「不登校最多の128,000人」と報じている。これは文部省の学校基本調査についての発表の報道である。調査としては30日以上欠席した子どもを不登校として数えているが、これは中学生では約50人に1人の割合に相当し、40人1クラスからすると、ほぼ各クラスに1人居る計算となる。この本は、不登校を小児科医の立場から、小児精神科医の立場から、教師の立場から、臨床心理士の立場から、と具体的症例を含めて書いた。

老年期の心身医学

筒井末春(東邦大学名誉教授)／監修
大下　敦(府中恵仁会病院部長)／著
A5判　126頁　図17　表30　定価(本体2,900円＋税)　　　　　　　ISBN4-88002-432-5
　　高齢化社会が進み、医療機関に受診する老年期患者の数も増え続けている。加うるに現代社会はこれら高齢者に対し優しくなく、社会的にも経済的にもストレス過剰である。ほとんどの高齢者がさまざまな喪失体験を有しており、性格的要因と複合して精神的不安定状態をきたしている。老年期のヘルスケアやターミナル期の患者への心身医学的アプローチ、またQOLに配慮した医療・福祉の実践が重要であることは論をまたない。

アルコール医療入門

白倉克之(国立アルコール症センター久里浜病院院長)・丸山勝也(国立アルコール症センター久里浜病院副院長)／編集
B5判　131頁　図28　表48　定価(本体3,300円＋税)　　　　　　　ISBN4-88002-283-7
　　さまざまな発症リスクの多い依存症予備軍たるプレアルコホリックスに対する水際での予防活動が今日の緊急課題とも言える状況を勘案すると、国民的な啓蒙活動の必要性は言うまでもないが、とりわけ医療関係者の適切な理解を推進していくことが当面の急務となっており、関係の方々に少しでも理解を深めていただくことを目的に本書は出版された。
　　医師、看護婦、保健婦、精神保健福祉士など必読の書。

株式会社　新興医学出版社
〒113-0033　東京都文京区本郷6－26－8
TEL.03-3816-2853　FAX.03-3816-2895
http://www3.vc-net.ne.jp/~shinkoh
e-mail : shinkoh@vc-net.ne.jp